子どもの
リハビリテーション

石田三郎

本書を推薦します

常磐大学教授・千葉大学名誉教授　宮本茂雄

　近年は医学の分野の人だけではなく、教育や福祉の仕事をする人はもちろんのこと、より広く、障害の子どもを養育している家庭の方々にもリハビリテーションの知識や技術が必要です。しかも障害のあるなしにかかわらず、子どもの医学研究はたいへん進み、子どもの成長や発育の知識も最近は格段に増えてきているので、こうしたことを知らなくては十分なリハビリテーションが出来ない時代になってきています。むしろ、不十分な知識では育児も教育も、そうして福祉の仕事もよく出来ないばかりでなく、かえって害になってしまうことさえあります。

　幸い本書の著者石田三郎先生は千葉大学医学部の整形外科の出身で、卒業以来永年子どもの医学、とりわけ身体障害の子どもの医療に携わってこられた専門家であると同時に、学校や施設の先生方の相談役もされ、さらには教育や福祉関係の学校の教授もされてきておられるので、医療や教育・福祉の現場の実状に精通しておられ、本書のような書物を執筆される人として最適であると思います。

　私も千葉大学教育学部に在任中、石田先生に授業を担当していただき、たいへん助けられましたし、学生も卒業後少なからず障害児の教育・福祉の分野に進んでいるので、いまだに先生のお世話になっています。

　本書は一読してわかるように、通読して終りとなるような内容ではなく、いつでも、また何度も読みかえすために、いつも傍に置いて見るべき基本的な内容が、正確にしっかり書かれているので、単にこの方面の職業人ばかりではなく、保護者の人にも、また一般の家庭の方々にも参考になる内容となっています。本書によって私も教えられるところが少なくないので、もう一度しっかり

勉強しなくてはと思わされました。

　そういうわけで、本書が広く多くの方々に愛読されて、子どものためにより よいケアができることを期待しております。

本書を推薦します

　　　　　千葉県千葉リハビリテーションセンター長・元千葉大学教授　北原　宏

　著者は千葉県の肢体不自由児の診断、療育の先駆者であり、第一人者として活躍され、現在も後進の指導・教育に携わっており、私も多くを学ばせていただきました。

　肢体不自由児の療育に関しては整形外科分野、小児科分野、リハビリテーション分野にまたがる重要な分野でありながら専門家はかならずしも多くありませんでしたが、著者はひたむきな真面目さで一貫してこの道を歩んでこられました。本書の序章にもあるように初代東京大学整形外科教授であった高木憲治博士の掲げた理念の「療育」とは言い得て妙な言葉であり、このことに著者は敬服の念をいだき、ライフワークとされて実践され、その経験と知識を集大成してこの本が書かれています。

　読んでみて、さすがと感じたことは、療育を学ぶ者は、初心にかえってリハビリテーション学そのものを学ぶ必要があるとしており、療育の目標を一義的に社会的自立に求めるのではなく、障害受容とQOLの概念適応が必要であるとして、「人間らしく生きる権利」というリハビリテーションの重要性を筆者は長い実体験から述べていることです。

　第1章では「子どもの身体的特性」として成長・発達・成熟・発育、新生児の生理と病理、胎生期から出生期の問題点や先天異常・遺伝病・染色体異常などをわかりやすく説明が加えられています。第2章では対象となる疾患を療育

という観点から小児整形外科的なものに小児神経科的なものを加え、脳性麻痺、重症心身障害、ダウン症をはじめとした療育上重要な疾病を取り上げ、その他療育現場に即した疾患・障害を系統的にわかりやすく平易に記述されています。

　今までに科別の記載はあっても、このような療育現場を中心にまとめたものを見たことがなく、この本を手にした人は一冊で用が足り、得をした気分にさせてくれます。第3章ではそれぞれの麻痺に対する介護について懇切丁寧に解説され、第4節の脳性麻痺に対する、異常姿勢、ハンドリング手技の基本、禁止すべき動作、基本肢位でのポジショニングなど実践に即した記述がされており、読者の理解と実際に携わる人にとっては大変役に立つものと確信します。

　第4章の評価については、リハビリテーション学のなかでも重要であるのみならず、子どもでは発達と成長過程での特徴、知能発達を知ることは障害児のみならず正常児にとっても大切であり、詳細に見方が述べられています。第5章では摂食困難、言語障害、遊びと上肢機能が取り上げられており、これも子どもの発達にとって切り離せないことであり、親にとっても医療職をはじめ多くの専門職種にとってもわかりやすく解説されており役に立ちます。

　この本を手にして、私自身の知識の整理と種々の疾患、障害児に対する見方、対処方法を系統的にまとめられていることを発見し、今まで待たれていた障害児療育の本はこれだと確信しました。小児療育、小児リハビリテーションの入門書ないし教科書として医療、福祉、介護に携わる人、これから学ぶ学生、復習して知識を整理する人、子どもを持つ親や家族の人々にとっていつでもひもとけるやさしい解説書としての価値は十二分にあると思われます。本当に長い間、実践してきた経験と、温めてきた記録を一気にまとめて世に出されたことに頭の下がる思いがしますし、著者自身の言葉で書かれており、その真摯な態度が行間に読みとれ、図の多いことも理解を助け、確実なものとしてくれる本書を、是非とも一読されるよう推薦します。

はじめに

　この本は、もともと大学の特殊教育学科の教科書として書きはじめました。しかし書いているうちに、肢体不自由児の療育と教育に携わる人びと、体の不自由な子どもをお持ちの父兄の方々、そして療育に携わる医師にも読んでもらえるような本にしたいと思うようになりました。この本には医学的な治療手技は一切書いてありませんが、対重度・重症者対応策としての維持リハビリテーション法（厳密には看護職をふくんでの非専門職向けの維持的理学療法・作業療法・言語療法そして維持的な日常生活動作介護法）を、病気とその障害の俯瞰とともに書いてあります。本書の特徴は第一に、リハビリテーション医学と社会的・教育的リハビリテーションの橋渡しをしたこと、第二は、療育ということばをただ単に理念としてとらえるだけでなく実際の場面でも使えるよう工夫したこと、そして第三は療育・リハビリテーションの新しい理念を現実と対応して説いたことです。ただ、医学になじみのうすい方々には多少とっつきにくい面があるかとも思われます。その場合は、興味または関連あるところから読まれることをおすすめします。

　本書を書くにあたって、次の方々からご指導・ご助言をいただきました。千葉大学医学部助教授吉永勝訓、千葉市障害者相談センター所長上原朗、千葉県千葉リハビリテーションセンター小児整形部長染屋政幸、同訓練部長太田令子（心理専門職）、同言語聴能科長竝木恵美子、元千葉県千葉リハビリテーションセンター訓練部長清水啓（理学療法士）。これらの方々に心よりお礼申し上げます。また千葉県千葉リハビリテーションセンター児童指導員林成年、同理学療法士坂本光弘、同MSW関久美子、同MSW菅原優子、同保育士安藤和子、

千葉県保育専門学院の田辺由紀子・鈴木洋子・斎藤隆志の諸氏にもご協力をいただきました。心より感謝たします。
　また推薦のことばをいただいた宮本茂雄、北原宏の両氏、さらに本書出版の労をとってくださった同成社の山脇洋亮氏にも深く感謝申し上げます。
　　　2002年冬記

　　　　　　　　　　　　　　　　　　　　　　　　　　　　石田三郎

目　　次

序　章 ― 3

第1章　子どもの身体的(ときに精神的)特性 ― 7
第1節　成長・発達・成熟・発育　7
第2節　新生児の生理と病理　20

第2章　障害の原因となるおもな疾患 ― 39
第1節　脳性麻痺　39
第2節　重症心身障害　64
第3節　かならずしも運動機能障害を主徴としないが
　　　　療育上重要な疾病と impairment　67
第4節　脊髄損傷　71
第5節　二分脊椎（髄膜・脊髄瘤をともなう二分脊椎）　76
第6節　筋ジストロフィー　80
第7節　骨系統疾患　84
第8節　若年性関節リウマチ　86
第9節　切断（主としてリハビリテーション医学の立場から）　87
第10節　おもな染色体異常および奇形症候群
　　　　および先天性代謝障害症候群　89

第3章　各種麻痺に対する対応について ― 99
第1節　四肢麻痺の介護概観　99
第2節　下肢麻痺の介護概観　101
第3節　片麻痺の介護概観　102

第4節 脳性麻痺（脳原性運動機能障害）に対するハンドリングと
　　　ポジショニング　103

第4章 「評価」について ── 149
第1節 はじめに　149
第2節 発達評価　150
第3節 日常生活動作評価　151
第4節 知能指数　172

第5章 とくに摂食困難および言語障害および
上肢機能障害に対する対応について ── 175
第1節 摂食困難　175
第2節 言語障害　180
第3節 遊びと上肢機能障害　182

主要参考文献 ── 195

子どものリハビリテーション

序　章

　療育とは、かつて高木憲治によって次のように定義されたことがあった。「療育とは、長期の医療と教育・生活指導を通じて、肢体不自由児の身体的障害を軽減し、社会的自立を目標に努力をすること」。昭和の初期、まだ日本に福祉的、人権的概念が育っていない時期に、氏がこのような理念を掲げたことは、先見の明があるというか、まことに感嘆、敬服の念を禁じえない。この時期の肢体不自由をもつ子どもで療育の対象になった疾患の多くはポリオであったが、1970年以降、ポリオ・骨関節結核の減少とともに、その対象疾患が、脳原性運動機能障害のひとつである脳性麻痺に変ってきた。さらにそのころから急速に発展してきた新生児医学の普及および早期診断・早期療育の概念の普及とあいまって、療育の対象疾患および対象impairment（心身機能・構造障害）を同時にまったく変えてしまったのである。すなわち軽・中等度肢体不自由のある子どもの数の比率の減少と、重度・重症のある子どもの数の上の比率の増加である。そしてその原因は、先天的なものを含めて、脳に障害をもつ子どもの運動機能障害を多く扱うことによってであると思われる。その意味で、現在は療育の概念そのものがとらえどころがなくなり、混乱してしまったのであるが、私は五味重春氏のいうように「療育とは、現在いわれているリハビリテーションと同義語である」と思う。すなわち療育とは「子どものリハビリテーション」と解してよいだろう。療育とは、子どももおとなと同じく基本的人権をもっているのだという基本的認識のもとに、障害のある子どもに対して、育て方、教育、保健、医療、経済、文化、職業（就職）の面等で、配慮と支援、援助を行うことで、その目標とするところは、自律のある自己実現と健康

と安全と快適な文化的生活の保障である。すなわち、子どものリハビリテーションというときは、その内容における基本性はおとなと変らないのであるが、成長・発達という子どもの特殊性に対して、格段の配慮と援助が必要ということで、育て方、教育の比重が高くなるということである。また子どもは成育のある時点までは、おとなの保護を必要とする視点も大切となる。すなわち障害のある子どもの社会的（ふつう教育的、心理的リハビリテーションといわれているが、広い意味では社会的といった方が適切）リハビリテーションというときに、handicapへの普通の援助のほかに、保護者と一体化したところの暖かい人間環境の保障という一項目が加わる。ところで、時代の移りかわりとともに、高木のいう療育の概念と現在のそれとの何が変ってきたかを考察する必要がでてきた。その第1をあげると、療育の対象がかならずしも運動機能障害（肢体不自由）に限定されなくなってきたその事実である。療育対象児が脳損傷にもとづく（中枢神経系機能不全にもとづく）運動機能障害すなわち（痙性）麻痺となると、その重度・重症化にともなって、必然的に他の重複障害にかかわり、対象にしていることになるので、重複障害に対する知識も要求される、そういう現実である。したがって、現在では、たとえば、知的障害児の療育、視覚障害児への療育ということば等にも、抵抗なく受けいれられるようになった。このことは、療育を学ぶ者は、初心にかえってリハビリテーション学そのものを学ぶ必要があることを示唆している（リハビリテーションは肢体不自由のみを対象にしているのではなく、障害を対象にしている）。ちなみに筆者は、この本を上梓する前に「介護福祉士・ケアマネジャーのためのリハビリテーション医学」という本を執筆し、そのⅠ部でリハビリテーションを論じているので、興味ある方はそれを参照していただきたい。変ってきたところの第2は、対象が重度・重症化してくると、療育の目標を一義的に社会的自立に求めることは無理があるというところである。そのところは、リハビリテーション医学の指摘している障害受容という項目と密接にかかわってくるということ

と、対象とされる子どもたち自身の満足度とも深くかかわっている。すなわちある程度重度性のある子どもには「QOL」の概念適応が必要ということである。「QOL」とは「人は趣味や教養やスポーツや家庭生活や社会地域参加などを通じて、生活の真の豊かさを求め得、それを目的ともしうる」ということで、簡単にいえば経済的収入のない社会参加の概念である（結果としての経済的収入はありうる）。これを実際的な場面で考えると、障害にはいかに真摯に努力しても、その機能改善には限界があり、社会的完全自立が無理な場合もありうるという認識とそれゆえに残存機能の活用（精神的なものをふくめて）がいかに大切であるかの認識である。このことは、療育を受けている子どもたちも例外ではない。さらに重症の子どもにはこの「QOL」の概念も一部しか適用されない場合もでてくる。その場合には「人間らしく生きる権利」という概念が大切となる。すなわちその地域社会のあらゆる人的―生活資源を使ってのその人の基本的人権の保障が大切となる。いいかえれば、このような重症の子どもでも、療育の対象から除外してはならないということである。子どもたちの満足度、しあわせ感からいえば、リハビリテーション医学という医学にかかわっている期間は、どちらかといえば短い方が好ましいだろう。そのためには、障害の残存機能の活用というところでは今後かなり大胆な発想が必要かもしれない。これからの課題となるであろう。

　現在の療育概念には、今あげたような問題が多々内包している。私は、それらの内容を吟味して、この本の対象疾患の項（第2章）で小児整形外科的なものから小児神経的なものに移しかえた。それが療育現場での実情にあっていると確信するからである。

　ところで、上記のことがらを十分に顧慮しても、なおかつ脳性麻痺のような脳原性運動機能障害児の病態に関しては、さらに附加的な見解、解説を必要とすると私は痛感する。そしてその処遇方法となると、ふつうでは理解するのにむずかしく、通りいっぺんのことばの羅列では役に立たないと思われる（それ

ゆえ多くの図解を必要とする)。

　したがって、本書は、療育をリハビリテーション医学の小児特論という見地にたって、現場の実情にあわせた処遇方法を図を多く用いながら記述した。

　ところでリハビリテーション医学理解のためには、概観でも、中枢神経系および運動器管系（骨・関節、軟骨、筋肉）の生理・解剖学的知識および麻痺についての神経学的知識が要求される。それについては、前述の「介護福祉士・ケアマネジャーのためのリハビリテーション医学」に概説してあるので参照されたい。

第1章　子どもの身体的(ときに精神的)特性

　子どもをただ単におとなの小型化したヒトと考えるのは、誤りであるのに気づく。もちろん、倫理的なヒトという見地からは同じであるが、disease-impairment の面から考えると、次の点が違う。すなわち disease-impairment 病態発現に影響を与えるものとして、おとなで表現されたものに次の点が附加され、修正される。このなかには悪影響を与え、重大な結果をもたらすものもふくまれる。

　①子どもには、成長・発達がある。とくに胎児期・新生児期の未熟な脳に損傷を受けた場合は、発達そのものに阻害がある。損傷が強いと成長にも悪影響を与える。また乳幼児期に重い疾病にかかると、栄養障害等をともなって、成長・発達に遅れを生じうる。

　②幼少な子どもは免疫力が弱い。したがっておとなで病原性を発現しないウイルス、細菌、菌類でも病原性を発揮することがある。その場合、病勢の進行がいちじるしく早い場合がある。

　③子どもは、心身ともダイナミズムが強く、周囲環境からの影響を受けやすい。そしてそれは、人生の非常の初期に明瞭に現れる。

第1節　成長・発達・成熟・発育

　はじめに、子どもの医学でひんぱんに使われることばの説明をしておこう。成長とは身長とか体重のように加齢とともに一定の規則に従って数量的に増加する過程をいう。発達とは加齢とともに一定の規則に従って、機能の拡張する

ことをいう。成熟とは、生体および生体のなかの器管系の量的増加と機能的発達とさらにそれによる形態的変化のすべてを包含した機能的形態的完成にいたる過程（たとえば、ヒトならびに動物の生殖器系に見られるような過程）をいう。発育は上記三者の概念を総合して表現するものとされる。

I 発育の一般的原則および傾向

発育は、種によってほぼ一定の順序で進む。発育は連続的であるが一定の速度で進行しない。これに四つの型がある（図1）。①身長、体重、内臓器管等の発育の一般型といわれるもので、加齢に従っての曲線が2峰性の形をとる。第1の峰は、新生児・乳児期のもので第1成長急進期のもの、第2の峰は思春期における第2成長急進期のものである。第2の型のものは、脳、脊髄、視覚器、頭囲等の神経系統の器管の発育が示す型で、0～6歳にかけて発育急進期が見られ、その後の発育の量が少ない。この型のものは、年齢が（月齢が）低ければ低いほど発育スピードが急峻となる。第3は生殖器系といわれるもの

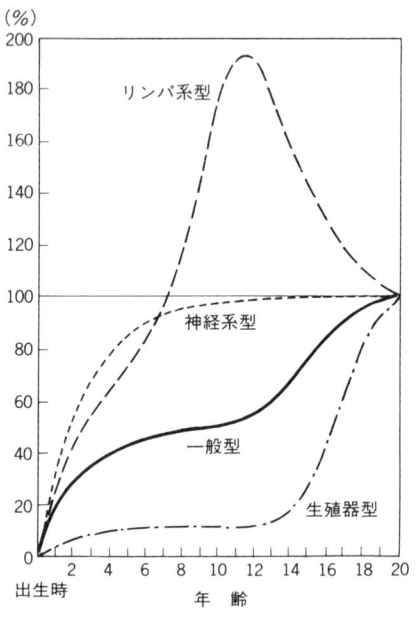

図1 Scammonの臓器別発育曲線
体組織の発育の4型。図には、20歳（成熟時）の発育を100として、各年齢の値をその100分比で示してある。
一般型：全身の外形計測値（頭径を除く）、呼吸器、消化器、腎臓、心・大動脈、脾臓、筋全体、骨全体、血液量
神経系型：脳、脊髄、視覚器、頭径
生殖器型：精巣、卵巣、精巣上体、子宮、前立腺など
リンパ系型：胸腺、リンパ節、間質性リンパ組織
(Scammon, in Haris: The Measurement of Man, University of Minnesota Press, 1930)

で思春期に成長急進期がある。第4はリンパ系といわれるもので、胸腺、リンパ節、間質性リンパ系組織などに見られ、1峰性でほぼ11歳にそのピークがある。

　次に発育には、臨界期といわれる時期がある。発育のある時期に正常な発達が阻害されると、その後永続的な欠陥や機能障害を残す。また発育には、いくつかの方向がある。1つは頭尾方向で、頭部に近い部位が身体の下部より先に発育する。2つめは、身体の中心部の方が末梢部より先に発育する中心→末梢の方向、3つめは、粗大で不器用な運動がより繊細、分化した運動に発育する粗大→繊細の方向である。さらに発育には一定の順序があるといいながら、厳密には個人差があり、一人ひとりでの発育のスピード、その仕方、順序等にちがいがあるという事実がある。そしていろんな意味で発育相互（たとえば運動発達と精神発達）間に相互作用があり、なおかつ外界からの影響を受ける。

2　胎児期の発育の名称と病名

　受精した卵子は、急速な分裂を続け、第8週までにヒトに類似した形態をとるにいたる。受精後15日間は胚芽形成期といい、この時期に起こる病変を胚芽病といい、ほぼ流産の原因となる。受精後16日から75〜90日間を胎芽形成期といい、この時期に起こる病変を胎芽形成病といい、サリマイド児のような大きな奇形の原因となる。この時期は急速な分裂と分化の時期なので、内因性のほかに外因性の障害も受けやすい（アルコール依存症、薬物依存の奇形など）。受精90日以降を胎児期といい、この時期の病変を胎児病という。胎児期の初期3カ月間は、また器管形成期ともいい、この時期に病変が起こると器管の奇形が起こる。胎児期3カ月以降の病変は、胎児の発育遅延障害（知的障害、小奇形）を起こす。

3　成長について

　出生時の子どもの体重は約3000ｇで、男は女に比しやや重い。出生後一時期（7〜10日間）は体重は減少するが10％をこえることはない。生後3〜4カ月間は、1日に30ｇ程度増える。生後6〜7カ月ごろは、1日に10〜17ｇ程度増える。幼児期は年間1.5〜2.0kg増え、学童期前半は年間3kg増え、学童期後半から思春期にかけて年間4〜5kg増える。これを大きく見ると、生後3〜4カ月で出生時体重の2倍、満1年で3倍、2年半で4倍、4年半で5倍になる。

　身長について見ると、出生時身長は約50cmで満1年で25cm伸び、幼児期は年間で約7cm、学童期で年間5〜6cm伸び、思春期には急な伸びが見られ、年間8〜10cmほど伸びる。これを大きく見ると、約4歳で出生時身長の2倍、13歳で約3倍伸びる。男女別で見ると、男児は同年齢の女児より約1cm高いが、10〜12歳時では逆に女児の方が高くなる。これは女児の方が第2次性徴が2年ほど早く現れることに関係している。

　頭囲は、出生時33〜35cmで、3〜4カ月で40cm、満1歳で45cm以上となり、3歳で50cmとなる。

　歯については、生後6〜8カ月ごろから乳歯が生えはじめ、下切歯→上切歯→第2上切歯→第2下切歯→上下第一臼歯→上下犬歯→上下第2臼歯の順に20本が生えそろう。その時期は2〜3歳である。次いで永久歯は6〜8歳ごろから生えはじめ、10〜14歳までに親不知歯（智歯）を除いた28本が生えそろう。ちなみに永久歯は、上下左右の切歯8本、犬歯4本、小臼歯8本、大臼歯8本、親不知歯（智歯）4本からなる。

　骨については、成長につれて、手根骨、足根骨および長管骨の骨端等において、数の変化、形態の変化等が起こるのであるが、専門的になりすぎるので省略する（いわゆる骨年齢）。

次に、子どもの成長状態や、栄養状態をおおよそ判定するのに使われるのが、カウプ指数（kaup指数）である。次式で表される。

$$\frac{体重（g）}{身長^2（cm）} \times 100$$

正常範囲は15〜18で、18以上は肥満傾向、15以下はやせ傾向（栄養状態不良傾向）である。カウプ指数はbody mass index（BMI）として、おとなの標準的体格指数としても使われている。次に最近増えてきた肥満の判定に肥満度指数が使われる。

$$\frac{実測体重 － 標準体重}{標準体重} \times 100$$

幼児期は＋15％以上、学童期以降は＋20％以上を肥満としている。一方幼児期は－10％以上、学童期以降は－20％以上をやせとして判定される。

4 発達について

発達には、感覚系の発達、精神発達、運動発達等の区別があり、各区別について、すでに専門書で詳細に論じられているので、ここでは療育上必要と思われる項目についてのみ概述する。その面で興味のある人は、各専門書を参照されたい。

(1) 運動発達

運動機能の障害をもつ子どもの運動発達を見る場合は、ふつうよりより細かく観察・記載をする必要がある。そのためにいろいろな肢位での発達の知識を必要とする。

①腹臥位からはいはいの発達

新生児期：腹臥位では、新生児は頭を側方にむけている。しかし数秒間なら頭を正中位に持ちあげ、保っていられる。両側下肢は屈曲姿勢で、両膝関節を

まげ、腹の下にひきつける。両側上肢も強くまげ、硬くこぶしを握る。

生後1カ月：両側下肢の屈曲は少しずつ伸展し、頭の挙上を熱心に練習する。

生後3カ月：頭を垂直位にして、正中位で数分間保持しているようになる。両側上肢は肩関節での強い屈曲位から伸び、前腕の回内位で体幹をささえることができるようになる（いわゆる子犬姿勢）。

生後6カ月：子どもは体幹をささえるのに、もはや前腕のたすけを必要とせず、両上肢・肘関節を伸ばして、両手掌で体幹をささえる。そして、頭と上部の体幹は床からうきあがらせる。そして床についている腹部を中心にして回転するpivot運動をする。ついで片一方の上肢で体を支持し、片一方の上肢をうかせて、おもちゃの方へ伸ばすなどの運動を始める。

生後9カ月：このころになると、子どもは両肘と両膝を用いて体幹を支持する四つばい姿勢をとる。すなわち体幹は床面と接触しない姿勢となる。そしてこの姿勢でからだを前後にシーソー状にゆする。

生後10～11カ月：四つばい姿勢での前後ゆすり運動から、ある日転倒しないで、片方の上肢そして下肢を前方にだすことができるようになる。そして数週後四つばいではい始める。このはいはい運動は、姿勢が安定してくるにつれて、しだいにスピーディに、より滑らかに、よりリズミカルとなり、部屋全体、家の中全体をはいずりまわるようになる。

四つばいは成人にとって、あまり使用しない原始的前進運動であるが、運動機能障害児にとっては、体重支持しての筋の協調運動と下肢の相反運動を使用することで、将来の立位・歩行に備えての非常に価値のある運動発達機能である。

②背臥位から坐位への発達

新生児～6カ月：生れたての赤ちゃんは、頭を側方に回旋しているが、数週たつと頭を中間位に保持し、その時間も長くなる。そして自分の上にかがんで

見ているおとなの顔をじっと見つめるようになる。子どもは背臥位にいるときは両下肢をばたつかせて動かし、両下肢をまげたりのばしたりする。子どもは生まれた直後から、片方の足でけりあげ、左右に偏することなく交互にけりあげる。はじめは、両下肢をバタバタするように動かしているが、日齢、月齢がたつにつれて両下肢のゆり動かしは力強くなり、両下肢は大きな弓形をえがく形で動かす。また両下肢をあげたまま数秒間保持していられるようになる。

6カ月〜10カ月：生後6カ月ぐらいになるとあげている両下肢を両手でさわって遊ぶようになる。これは身体認知にとって大切と考えられている。このあと子どもは、あげている両下肢を側方に倒して（というよりも偶然に倒れて）、前腕の回内位支持および体幹の減捻転反射（捻じれた体幹の捻じれを減らすところの原始反射）および頚背筋の伸展運動等を連続的に使って、寝返りを覚える。また子どもは生後4〜6カ月ごろになると、背臥位の位置でも頭を持ちあげようとする。その子どもを両上肢をひっぱって背臥位から坐位まで起こそうとすると、頭がちょうど体幹軸の延長線上にある。そして坐位にある子どもを左右に傾けてみると、頭は体幹の延長線上にあったものがだんだん垂直に起きあがってくる。寝た位置（背臥位）から坐位をとる場合、子どもではかならず寝返りしてから、腹臥位の位置から両上肢を伸展して上部体幹を高くもちあげ、同時に両下肢を体にひきよせるようにして四つばい位になり、それから腰を両下腿におとすようにして坐る。もちろん月齢が高くなるにつれて背臥位のまま体幹をひねり片方の上肢に体重をのせて起き上るひねり起き上り、背臥位そのままで体幹をまっすぐ起き上る成人起き上りもできてくるようになる。障害児のなかには、起き上りに独特のパターンを使う子どもをときに見かける。

坐るということは、移動を目的にしない肢位ではあるが、上肢にとっては自由な運動ができるという意味で重要な肢位である。子どもはこの肢位で、物に手を伸ばす。つかむ、はなす等の動作を使って目的をもった行為（操作）が可能になる。そして坐るということは将来の立ちあがり動作の基本ともなる。

10カ月：このころになると子どもは安定した坐位をとり、坐位安定のための上肢のささえがいらなくなるので、上肢を自由に使えるようになる。また坐位で体幹を回旋することにより、上肢のとどく範囲がいちじるしく増す。

③起立位→歩行の発達

新生児～2カ月：両腋を持って垂直に立たせると反射性の歩行運動をする。

2カ月～4カ月：両腋を持って垂直に立たせると、両下肢を屈曲してしまい、つっぱって支持しようとしない（いわゆる silent period）。しかしこの場合も、単に両下肢はブラブラたれさがっているのではなく、股関節と膝関節は軽く屈曲していて筋トーヌスが保有されていることに注意すること。

3、4カ月～6、7カ月：同じように子どもを垂直位に立たせると子どもは、床に足が触れただけで、能動的に反応し、両下肢を伸展し、体重を1～2秒間、下肢にのせてささえようとする。ただしその姿勢は、硬張（こわば）って不自然な形であり、体幹を前方に傾け、足指はしばしば強い屈曲位となり、床面に爪をたてたようになる。

6、7カ月～9カ月：同じように子どもを垂直位に立たせると、両膝関節を屈伸させて、はずみ運動をくり返す（いわゆる親の膝の上でのピョンピョン運動）。

9カ月：生後9カ月も終りになると、両手を軽くもってあげるだけで、30秒ぐらい両下肢に体重をかけられる。

10カ月：つかまり立ちを試み、つかまり立ちをする→一人でつかまって立っていられる→伝い歩きを始める。

11カ月：手をつないで前方に何歩か歩く。

12カ月：60％ぐらいの子どもが、2～3歩あるく。

15カ月：大部分が独り歩きをするが、よくころぶ。

18カ月：ほとんどが歩けるようになる。ぎごちなく走る。いすやベッドによじ登る。

21カ月：手すりにつかまって、両足をそろえた後、階段を1段ずつ登る。

24カ月：階段の昇り降りを両足をそろえた後、手すりにつかまらないで1段ずつ昇る。ころばないで走れる。

30カ月：両足跳びが連続ではなくてできる。

36カ月：片足立ちが2～3秒できる。低い階段を下肢を交互にだして昇れるが、まだ降りられない。

48カ月：階段を両下肢交互にだして降りることができる。ケンケンが2～3回できる。

60カ月：片足立ちが8秒以上できる。

④手の握り、はなし

手の握り、はなしは、子どもの発達の上で大切である。運動発達は知覚系の発達の後で起こるという事実から見てもそのことがわかる。すなわち手の運動は、手の巧緻運動の発達という見地ばかりでなく、手の持つ触覚が運動発達を触発させ、または生体の遠知覚、たとえば視覚は初期はいちいち手の触覚（時に舌の触覚）で形体等認知しながら発達し、自分と関連づける。その意味で手のもつ触覚は、乳児期の間は物を正確に認知する第一歩となる。

新生児：かたく握りしめた小さなこぶしは、随意的に開くこともできないし、上肢を一定方向に伸ばすこともできない。これは把握反射のためであるが、この反射は生後3カ月の間に徐々に消失する。

4カ月：なかば開いた両手を側方より前にもってくることができるようになり、両手をあわせられるようになる。これは両手の協調運動の第一歩となる。

6カ月：坐位の発達にともなって、ある目的をもって物をつかみかつそれを保持する。ただし、そのつかみ方は、手掌全体でつかむ。そして、おもちゃなどを両手の間で移しかえる。また両手で同時に保持する。

9カ月：物を随意的に手からはなすことができ、物をおとして楽しむ。手のもち方は、拇指と示指のあいだでのもち方か、はさんでもつ。

12カ月：もち方が拇指と示指との間の鉗子つかみ（対立位保持）が可能になり、小さなものをつかむことが可能になる。目的をもっておとなの手のひらの上、またはびんのなかに物をおとすことができる。

18カ月：拇指と中指がいっしょに使えるようになる。

24カ月：本のページを1枚ずつめくれる。ハサミを使えるようになる。

(2) 知覚の発達（概観）

新生児期〜3カ月：物の最初の印象を味覚、触覚で感じとる。数週目から固視することが可能となる。

3カ月：動く物を追視することが可能になる。そしてその追視範囲がひろくなる。

6カ月：どちらの方向から音が聞こえてくるかをしっかり確認する。そして探るようにして興味深そうに頭を音のする方向にむける。このころになると首がすわってくるので、ダッコしたり、坐位をとったりすることが多くなり、子どもの視界はいちじるしくひろがる。坐位をとったときは、上肢を伸ばし物にさわったりして探索する。

9カ月：上下、内外、遠近、遮蔽された物などの空間関係を理解する。容器の中のおもちゃなどもつかむようになる。

10カ月：集中力がでてくるようになる。すなわち小さい物、ささいな物をみつけ、注意力をむける。子どもはひとさし指で両親の目とか口とか、人形の目とかをさわって調べようとする。観察と注意の集中は、子どもの知的能力を発達させるための基本的な能力でこの段階では模倣の前提となる。

12カ月：このころになると、単に模倣だけでなく経験と観察を通して、物事と物事との関係を理解したり、作りだしたりする。たとえば、ひもに結びつけられたおもちゃがひきよせられることを知る。子どもは関係性を観察することから自分で自分の行為に対して結論づけをする（因果関係を知る）。このよ

うにして知能が発達する。

(3) 社会性の発達（概観）

新生児：家族との関係が決定的な意味をもつ。味覚、触覚、振動覚を通して体験をする。子どもは早くも人の顔に特別な関心をもつ。

2カ月：子どもは人の顔を知覚し、声に反応する。愛情深く接する人を見ると喜びと満足の意を表し、ほほ笑みが見られる。

4カ月：あやすと笑う。

5カ月：満腹になると哺乳瓶をはらいのける。

6カ月：家族と他人を区別する。いきなり他人の腕に抱かれることはしない。

7カ月：親密な関係の人とのかかわりを求めるようになる。たとえば母親に呼ばれると抱かれたいときは両腕をのばす。かくれんぼ遊びなど遊びを続けたいときは、自分の顔に布切れをかぶせる。

10カ月：母親とのなんべんもくり返される対話が始まる。そこでは母親が子どもに話しかけると、子どもは母親の話す抑揚やひとつひとつの音声をまねながらそれに答える。

12カ月：他人に対してひっこみ思案となり、ときに他人に対して強い恐怖心をもつことさえある（いわゆる人見知り）。見知らぬ人に対して内気ではにかみの気持ちで接する一方、身内に対しての信頼感や深い愛情がうまれてくる。親子間の接触ならびに交流の可能性は運動能力、ことばなどによって非常に豊富となり遊びのレパートリーがふえる。

(4) 発声の発達（概観）

新生児〜2カ月：泣き声で自分の快・不快を伝える。

3〜4カ月：次第に覚醒時間が長くなるにつれて、たくさんのルル音をなら

べて発声する。

　4カ月：満足感を覚えたとき歓声をあげる。子どもは不快でも泣き声をあげるが、満足でも声で表現するばかりでなく、生きる喜びや満足がいかに大きいかも表現することができる。この時期のこうした表現力は全般的な言語発達にとって重要である。

　5～7カ月：ひとりきりで上機嫌なときは喜んでおしゃべりをする。そのとき可能な子音や母音をいろいろつなぎあわせている。このつなぎあわせの音声からある音節を明瞭にだすことがある。また声の高さもあるときは高く、あるときは低くする。声の強さをときに強くときに弱くと移しかえることもできる。

　9～10カ月：重複音節、パパ、ママ、ババなどを発声することができる。

　11～12カ月：発声した音節に意味を結びつけることを覚え始める。

(5) 言語理解の発達（概観）

　新生児～5カ月：話しかけられた内容よりも情緒的に反応する。

　5カ月：やさしく話しかけられたか、きびしく話しかけられたかなどの話し相手の表現の仕方、音声の抑揚、強さ、表現などに区別し反応する。

　6カ月以降：家庭的環境にかかわる単語、自らの保護、養育にかかわることばなどを理解する。

　10カ月：「パパはどこですか？」「おもちゃはどこですか？」などの質問に頭をまわして探しもとめる。

　12カ月：言語理解はかなり進み、要求に応じて、知っている物ならもってくる。または自分のもっているものをさしだす。指示やたびたびくり返される禁止命令も理解され、ときどきそれに従う。生後12カ月になると若干の確かな概念を自分のものにしているだけでなく、短く簡単な内容の文章を理解する。

18カ月：絵本を見て、知っているものなら指さす。
21カ月：簡単な質問にことばで答えられる。
24カ月：簡単な身体部位がわかる。

(6) 排泄のコントロールの発達（概観）

生後12カ月：子どもを便器に規則的に坐らせることにより練習することができる。そうすると反射によりある程度コントロール可能であるが、今日では、あまり早くからの訓練はよくないとされている。なぜなら後で意識的にコントロールが可能になったときにしばしば退行現象を起こすことがあるからである。

13～15カ月：おむつがぬれるとおとなに知らせたり、ぬれたおむつを自分で示したりする。排泄したあと新しいおむつをつけたときにすぐにおむつに排泄することもたびたびある。まれに排泄物で遊んだりする。

15～18カ月：子どもは排泄する直前であること、あるいは排泄中であることをおとなに気づかせようとする。そのときトイレにつれていけば成功をすることもあるが、子どもは我慢する時間が短いので失敗することが多い。子どもによって昼間失禁しないこともある。夜間におむつがぬれると母親を呼ぶことはまれにある。子どもはトイレにいきたいかどうかをたずねると「はい」とか「ない」とか答えることもできる。この時期、排泄の成功にともなう喜びを理解させることも大切である。

19～21カ月：多くの子どもは大便は失敗しないようになる。子どもは小便も大便と同じ表現を使うことが多い。昼間だと小便の前に適切につげてくるようになり、子どもはおむつが乾いたままの状態でいられるようになる。

21～24カ月：小便と大便とをことばで区別できるようになるが、ときにとりちがえる。食事の前とか後とかきまった時間で排泄させれば、昼間はおむつを乾いたままでいられる。しかしまれにトイレにいかせようとすると抵抗する

こともある。排泄の成功・失敗等についての価値判断を子どもはそのまま受けいれる。

24カ月〜30カ月：子どもは排泄のコントロールを自分ですることはできるが後始末ができない。しかし便器には自分であがるようになる。

30〜36カ月：ほとんどの子どもについて自分の排泄について責任をもてるようになり、トイレにいきたいときはおとなにつげる。しかし遊びに熱中すると失禁することがありうる。夜間での失禁はしばしばある。

6〜7歳までの夜尿は、正常の範囲と考えてよい。

第2節　新生児の生理と病理

はじめに、ことばについて説明しておく。

新生児期：出産時より27生日までを新生児期と呼ぶ（WHOの定義）。

周産期：在胎22週（154日）から出生後7日までを周産期と呼ぶ。

流産：在胎22週未満の児の分娩、死亡して生まれる。

死産：在胎週数22週以降の死亡児の分娩。

巨大児：出生体重4000g以上の子ども、分娩外傷または仮死の頻度が高いハイリスク児である。

低出生体重児：出生体重2500g未満の子ども。

極低出生体重児：出生体重1500g未満の子ども、かつては極小未熟児と呼ばれていた。

超低出生体重児：出生体重1000g未満の子ども、かつては超未熟児と呼ばれていた。

未熟児：厳密には、胎外生活をするのに十分な成熟度に達していない未熟徴候をそなえた子どもをいうが、ほぼ2500g以下の出生児をいう。

そのほかに胎盤機能不全症候群の臨床所見をともなう胎内栄養不良による予

宮内発育遅延児を意味する dysmature infant（異成熟児）ということばもある。

I 新生児の生理

ヒトは胎生期から出産にはいったその瞬間、次のような生理的変化をうける。

①周囲の環境温度という条件にあわせての体温調節も自分でしなければならないが、実際には無理で、周囲から適切に保温する必要がある。その際、出生時体重（未熟度）、出生時日齢を考慮しなければならない。皮膚温度 36.5°C にたもつ温度・環境がほぼ適温に近いが、そのとき直腸温のちょっとした異常が鋭敏な指標となる。直腸温が明瞭に異常となる時点は、大幅に適温と離れているので注意のこと。

②出生と同時に肺呼吸を始める。出生後第1呼吸の吸気では、気体・液体の界面に働く表面張力に打ち勝つため大きな力が必要とされる。続く第1啼泣、すなわち最初の呼気では声門を閉じて呼気終末に陽圧を加えることにより、肺全体に均一に空気がはいるようにする。2回目の吸気では、肺がある程度開いているので、より小さい力で呼吸が可能となる。健常では一部肺胞をより表面張力をさげるために、肺界面活性物質が分泌される。それでなくても、新生児は生理上㋐体表面積が肺胞面積に比しせまい、そしてその割により強い代謝効率が要求されている、㋑末梢気道等の肺組織が脆弱、㋒呼吸筋が弱い、㋓肺の呼吸調整機能中枢も未熟、㋔腹式呼吸をとるなどの負の因子がある。しかし一方では、赤血球中のヘモグロビンが成人ヘモグロビンとちがう。胎児ヘモグロビンが多いと、ある程度の低酸素環境に耐える。しかしこれも出生後ではかえって害となる場合がありうる。ちなみに新生児では、呼吸数 50 以上を異常とする。

③循環が胎児循環から新生児（成人）循環に変化する。すなわち㋐臍帯動静

脈の血流途絶、①右心室と左心室とを交通していた卵円孔閉鎖、およびⓌ肺動脈と大動脈と交通していたところの動脈管閉鎖が起こる。

④栄養補給が血液成分に全面的に頼っていたものが、消化管補給に代わる。胎児において嚥下反射が正しく起こるのは、胎齢32〜34週なので、それ以前の出生の未熟児には経管栄養が必要となる。新生児では脂質の吸収率が悪く、タンパク質と含水炭素（糖質）の摂取が主となる。

⑤その他に、新生児は成人に比して体構成分のうち水分の占める割合が大きい。その程度は未熟になればなるほど、生後日齢が若いほど大きくなる。したがって脱水、高ナトリウム血症になりやすい。また低カルシウム血症を起こしやすい。また人工栄養児ではミルク濃度中のリン濃度が高いと低カルシウム血症を起こす。それは未熟児ほど強い。

2　新生児期の病理　I──ハイリスクを有する子ども

(1) ハイリスクの定義

ハイリスクを有する子どもとは、脳の機能不全を反映する子どもの中枢神経系障害後遺症を将来的に発生する危険の高いと予想される既往および所見を有する子どもで、出生後の一定期間いろんな意味で経過観察ないし早期訓練を必要とする子どもで、かつ新生児期には生命的な予後に対しても危険のあるものもふくむ。これら既往のなかには、かつて脳性麻痺の三大原因といわれた未熟、仮死、重症新生児黄疸以外のものもふくまれていることに注意する必要がある。またハイリスクとはかならずしも運動機能障害だけを後遺する危険というだけでなく、知的発達障害、てんかん、行動異常、虚弱性、摂食困難等々も後遺する危険も意味していることにも注意のこと。

(2) 低出生体重および未熟児

従来は出生体重2500ｇ未満の子どもを在胎週数にかかわらず未熟児といっ

ていたが、現在は低出生体重児と定義される。その理由は低出生体重児の1/3は、出生体重が在胎週数に比して不当に小さい不相軽量児（light-for-dates）であるからであり、未熟児という定義は適切でないことが明らかになったからである。そうはいうものの低出生体重児のハイリスク児としての危険性は、その未熟性にあることも確かである。したがって低出生体重児および早産児に対しては、その未熟性に起因した異常の発現には注意深く観察するとともに、あらかじめ未熟性を想定した養護・管理を行う。その管理とは①保温、②栄養、③感染防止、④呼吸管理、⑤母子関係確立である。

§未熟児網膜症について

未熟児（早産児）は、十分な網膜血管が発達せず、網膜周辺に無血管領域を残している。網膜血管が順調に発育せず、異常な新生血管が発生して異常出血とその後の瘢痕を残すと網膜剥離を起こし視力障害となる。その原因は未熟性であるが、過剰酸素供給による高酸素血症もその頻度を高めることがわかってきた。それゆえ、酸素使用中の未熟児には、経皮酸素分圧やパルスオキシメーターで連続的に酸素分圧または酸素飽和度をモニターし、さらに2週間以後からは眼科医の定期検査を受けさせる必要がある。結果、必要な症例には、光凝固、冷凍凝固などを行う。

(3) 子宮内発育遅延児

在胎週数に比し、体重が不当に低いlight for dates児の大部分は子宮内発育遅延児であるが、しかし全例がそうでないことにも注意する必要がある。子宮内発育遅延児には①胎児自身に原因がある場合と②胎内環境に原因がある場合とに区別される。①胎児自身に原因があるものは、fetal dysplasiaと呼ばれ、体重だけでなく、身長、頭囲も週数に比し小さくsymmetricalな子宮内発育遅延児と呼ばれる。多くは染色体異常および子宮内感染症によるものが多く、重篤な病態を示して心奇形や中枢神経系異常をともなう。②胎内環境に原因が

あるものは身長・頭囲等は週数相応で、体重のみ小さいやせ型でasymmetricalな胎内発育遅延児または胎内栄養不全と呼ばれ、主に子宮胎盤機能不全によって発現する。これらの子どもは子宮内で低酸素状態、低栄養状態にあるため、胎児仮死や新生児仮死になる頻度が高い。そしてその状態の程度がその予後を左右する。出生後は低血糖、多血症、低カルシウム血症などをともなう頻度が高いが、これらは早期に発見し適切な医療対応を行えば、予後は悪いものではない。ただし、ともに将来的に発育・発達において、ハイリスク児なので専門的なfollow up外来で療育を行う必要がある。

(4) 母体糖尿病児（infant of diabetic mother＝IDM）

IDMの多くは、在胎週数に比し体重の多いheavy for dates児であるが、母体の管理がよいときには、appropriate-for-dates児、逆に母体の糖尿病が重いと子宮内胎児発育不全となり、light for dates児となる。母体の高血糖が子どもに高インスリン血症をひき起こすので、多彩な症状を起こす。子どもの高いインスリン血症がII型肺胞上皮のステロイドに対する感受性を低下させ呼吸窮迫症候群をひき起こす。また子どもの低血糖症は膵のベーター細胞のhypoplasiaを起こし、長期にインスリン投与など薬剤治療を必要とすることもある。IDM児は巨大児として出生することが多いので、それだけ難産、仮死、分娩外傷になる率も高くなる。低血糖に対してはグルコース点滴、低カルシウム血症に対してはカルシウムを点滴するなど、適切な対応を必要とする。またハイリスク児として一定期間観察を必要とする（知的発達障害を起こす率が高い）。また心奇形、心疾患の有無にも注意が肝要である。

(5) 双　胎（多　胎）

一般に多胎は母と子ともリスクが高くなる。さしあたり件数が多い双胎のみに焦点をあてる。双胎は120例に1例出現するといわれる。双胎には1卵性と

2卵性とがあり、1絨毛性双胎は1卵性であるが2絨毛性の場合は2卵性とはかぎらない。①1卵性の場合は、胎盤間の血管吻合、とくに動静脈吻合が双胎間輸血症候群をひき起こす可能性があり、供血傾の子どもが貧血に、受血傾が多血および心不全となる。②出生時、双胎第2児は、短時間とはいえ胎盤早期剝離状態になるので、仮死のリスクが高くなる。③子宮内での子ども同士の物理的圧迫により変形と異常の発生頻度が高まる。④双胎児は早産と子宮内発育遅延の頻度が高い。したがって双胎はそれ自体で単体児よりきわめて高いリスクを有する。これに対し、出生前から胎児発育を follow し、多胎の数に応じ医療チームと設備を準備し、異常に対応し、適切な医療・管理ができるようにする。

(6) 新生児仮死

第1呼吸開始の遅延にひきつづいて起こる病態とされるが、よりひろく出生時に見られる呼吸循環不全の状態を意味するすべての状態をさす。出生時一時的にガス交換はとだえるが、それに対応できる予備的な力が低下している場合や、分娩そのものが長引いた場合や過強陣痛の場合などで子どもは仮死に陥る。胎児への酸素供給がとだえると、一時的に呼吸が速くなるが、2〜3分後に無呼吸となる。その時点では心拍数と血圧はむしろ高めで、その状態で出生した子どもは、チアノーゼが著明であるが、刺激にたやすく反応して自発呼吸がでる（青色仮死—第1度仮死・表1）。さらに無酸素状態が続くとあえぎ呼

表1 青色仮死と白色仮死の区別

仮死第1度	青色仮死ともいう。全身にチアノーゼ。筋の緊張性残る。皮膚刺激に反応。心音緩徐で整調強い。
仮死第2度	白色仮死ともいう。全身蒼白色。筋は弛緩。皮膚刺激に反応せず。心音は微弱で不整。

表2 Apgar（アプガー）スコア：満点は10点

点　　数	0	1	2
心 拍 数	ない	100以下	100以上
呼　　吸	ない	弱い泣き声/不規則な浅い呼吸	強く泣く/規則的な呼吸
筋 緊 張	だらんとしている	いくらか四肢を曲げる	四肢を活発に動かす
反　　射	反応しない	顔をしかめる	泣く/咳嗽、嘔吐反射
皮膚の色	全身蒼白または暗紫色	体幹ピンク、四肢チアノーゼ	全身ピンク

吸が始まり、心拍・血圧とも低下し、7～8分後には再び呼吸が停止する。この状態で出生した子どもは、末梢循環も悪く、全身蒼白であり、単なる刺激や酸素を表面的に与えただけでは自発呼吸は確立されずに、挿管により呼吸管理を必要とする（白色仮死―第2度仮死・表1）。この段階では、高二酸化炭素血症による呼吸性アシドーシスのみならず、高代謝性アシドーシスも招来している。

仮死状態はアプガー指数（**表2**）がひろく用いられ、1分と5分とで評価が行われる（満点は10点で点数が低いほど全身状態が悪い）。

治療には、呼吸管理のみならず、①羊水の吸引、②心マッサージ、③輸血、④ショック薬投与、⑤アシドーシス対策等が、臨床状態、検査値に従って行われる。

蘇生には、①暖かいタオルで体を拭く、②気道を確保する（挿管する）、③呼吸を確立する、④循環を確立する、⑤薬物の使用を考える、⑥できるだけ早くNICU（新生児濃厚医療ユニット）に転送する、の順番で行う。

(7) 分娩による頭蓋内出血

頭蓋内の外傷性出血は、硬膜下出血とくも膜下出血とが成熟児に見られる。前者に対しては、外科的に治療が必要とされる場合もある。くも膜下出血は、CTと脊椎穿刺で診断でき、中枢神経障害を著明にともなわないときはかならずしも予後不良でない。その他に脳内出血があるが、脳内出血は外傷によるも

のよりも無酸素状態（虚血状態）で多く見られる。軽いものは上衣細胞下出血で、強くなると脳内出血へとひろがる。そのときに脳室拡大をともなうものがある。脳実質内出血と脳室拡大をともなうものは脳障害を後遺する確率が高くなる。

(8) 新生児黄疸（新生児高ビリルビン血症）

①黄疸とは目に見える皮膚の黄染を意味するが、病態としては高ビリルビン血症である。すべての新生児は出生後のある時期は一時期軽度の高ビリルビン血症となる（生理的黄疸）[1]。それゆえ、新生児期は高ビリルビン血症のリスクが高い時期で、原因のいかんを問わずある一定量以上の高ビリルビン血症は中枢神経系に重篤な後遺障害をもたらす。さらに新生児期は、脳に害を及ぼす有害成分通過を阻止するところの血液・脳関門の未熟性に加え、種々の血液・脳関門の機能を低下させる疾患の頻度が高い。しかし、新生児高ビリルビン血症は早期診断により、光線療法とさらに交換輸血によって予防・治療が可能なので、黄疸の管理は新生児医療のもっとも大切な事柄の一つとされる。ビリルビンは血液中では間接ビリルビンと直接ビリルビンに分かれ、さらに間接ビリルビンはアルブミンと結合した結合ビリルビンと結合しないビリルビンとに分かれる。脳障害を起こす核黄疸は、このアルブミンと結合しない遊離ビリルビンによって起こり、その濃度が問題となる。アルブミンとビリルビンとの結合部位は、アセチルサルチル酸、遊離脂肪酸などとも競合するので、同じビリルビン濃度でも栄養状態、薬物使用の状態などによって毒性がかわる（遊離ビリルビンの量がかわる）。ビリルビンの毒性は血液・脳関門を通過した遊離型間接ビリルビンで発揮され、それは脳内神経細胞のミトコンドリアの電子伝達系に障害を及ぼす。かつては新生児高ビリルビン血症による脳障害は、大脳基底核のビリルビン沈着による黄染が著明であったため核黄疸とも呼ばれたが、近年では大脳皮質をふくめた広範な障害があることがわかってきたので、ビリルビ

ン脳症と呼ぶ方がより適切である。

②血液型不適合による黄疸[(2)]

母親が O 型、子どもが A 型または B 型の場合、ABO 不適合が起こる。Rh 式血液型では、Rh 陰性の母親と Rh 陽性の子どもの組み合わせで Rh 不適合が起こり、3 対の対立遺伝子 Dd、Cc、Ee、の組み合わせによって決まる。日本人の Rh 不適合妊娠は白人のそれと比べて低い。Rh 不適合症例は ABO 不適合型よりも重症で、最重症例は妊娠中に子どもに高度の溶血性貧血が起こり、子宮内死亡または出生後の重篤な状態となりうる。このような重症例を除いて出産した場合、血液不適合型黄疸は、通常より早く可視的黄疸が 24 時間内に出現し、早期からの交換輸血が必要となる。

Rh 不適合例では子どもの直接クームス試験はかならず陽性であるが、ABO 不適合例では陰性である。ただし ABO 不適合例でも間接クームス試験は陽性となる。

治療開始の適応は、出生体重、在胎週数、日齢、合併症などによって異なるが、成熟児でも 20 mg/dl 以上にならないような管理が必要である。Rh 不適合による黄疸は、ビリルビン値の上昇が重症度に応じ一定の速度で上昇するので予測が可能で、早期に治療を開始する。

ABO 不適合や生理的黄疸例でも、ビリルビン値がある一定レベル以上になった時点で治療を開始する。

§光線療法：光線とくに波長 420〜460 nm の波長の青色光が皮下のビリルビンを光異性体化し、水に溶けやすい型に変えて排泄を促す。光線療法中は経皮ビリルビンによっての肉眼的測定は不能になるので、かならず血清ビリルビン値の測定を行うこと。光線療法を行ってもビリルビン値上昇傾向にあるものは交換輸血を行う。交換輸血の適応のあるレベルの症例に光線療法のみでの治療を行うことは危険である。

§交換輸血：ビリルビン脳症のリスクが高い症例には交換輸血が必要となる。

ABO不適合ではO型、Rh不適合ではRh陰性を用いる。臍静脈カテーテルから10〜20 mlの血液をだしいれするダイヤモンド法、動脈、静脈を同時に使用し、連続して交換する法が行われる。交換輸血には、感染、血栓、出血傾向、低カルシウム血症、高カリウム血症、低体温、アシドーシスなどの合併症があるので、無菌的な環境で保温に注意しながら経験のある医師が行うこと。

(9) 新生児出血性疾患（ビタミンK欠乏症）

　新生児出血性疾患の原因は多数あるが、実態的には新生児期早期に見られるビタミンK依存凝固因子の一時的欠乏による出血性疾患を意味する。新生児は出生後ビタミンKを産生する腸内細菌叢が確立するまで経口からのビタミンK摂取量が少ないこともあり、生後2〜3日は一過性にビタミンK欠乏症が起こる。またビタミンK依存凝固因子は肝臓で活性化されるので、肝機能にも影響される。消化管出血として発症する症例が多いことから新生児メレナと呼ばれる。一方、生後2〜3日目に母乳栄養児に見られる突発性ビタミンK欠乏症の大半は頭蓋内出血で発症する。

　症状は生後1〜5日目順調であった子どもに血便・吐血で発症する。臍部からの出血、皮下出血をともなうこともある。出血量が多量の場合、貧血、ショックなどの症状もでるが、多くは出血の症状以外は比較的全身状態は良好である。出血が本児由来のものは本症である。本症の診断には凝固因子欠乏の検査が必要とされる。

　治療はビタミンK投与による治療による。出血が多量の場合には輸血を必要とする。肝障害があるとビタミンK投与に対して反応が悪い。

　わが国では出生後24時間以内にビタミンK_2シロップ2 mgを経口投与する。これによって本症の発生頻度は大幅に減少した。乳児のビタミンK欠乏症を防ぐ目的で、さらに生後1週目と1カ月目にビタミンK_2シロップ投与を行っている。

(10) 呼吸窮迫症候群（RDS＝respiratory distress syndrome）

　原因は肺の未熟性にもとづく肺サーファクタント（肺界面活性物質）の不足による。すなわち肺の生化学的未熟性にもとづきII型肺胞細胞で合成分泌される肺界面活性物質（液体と気体との面である界面で働き、表面張力を減少させる物質）の不足によって起こる肺胞の拡充不全が中心病態で、結果、低酸素症、換気不全を起こす。また肺血流量の減少と肺胞上皮の血流成分透過性の亢進がさらに肺サーファクタント活性を阻害し、肺硝子膜を形成する。臨床像は肺胞の拡張不全のために生ずる多呼吸、陥没呼吸、チアノーゼ、呻吟が主要症状となる。出生直後から発症するが、第1呼吸によって開いた肺胞が進行性に無気肺となるので、生後数時間ころより症状が著明となる。自然経過は48～72時間を頂点とし、内面性の肺サーファクタントの分泌が起こり快方に向かうが、重症例はそれまでに死亡する。独特の胸部X線像を示す。また血液ガス所見は換気不全、低酸素症に加え、呼吸性アシドーシスと代謝性アシドーシスの混在した混在性アシドーシスとなる。

　治療は肺胞の虚脱を予防する持続性陽圧呼吸をはじめとした呼吸管理によって生存率は飛躍的に高まった。近年わが国で開発されたサーファクタント補充療法は重症のRDS児に著明な効果をもたらした。

(11) 新生児感染症

　新生児は感染におかされやすく、かつ急速に重症化する。また新生児室内の水平感染および母親からの垂直感染もあり、感染されやすい環境下にある。さらに感染しても感染症特有の症状にとぼしい。それゆえなんとなく元気がない、哺乳力低下、無呼吸発作、体温の不安定など漠然とした症状から感染を疑い、早期に治療を開始する必要がある。また初期には通常の検査所見も異常が出ず、その評価がむずかしい。

①経胎盤感染症

経胎盤系の感染症はいずれも子宮内発育遅延、中枢神経系異常（水頭症、小頭症、知的障害）、眼底変化（網膜脈絡炎）、骨変化（骨膜炎、骨端軟骨炎）、肝脾腫、皮疹などの類似した全身所見を呈する。

ア）トキソプラズマ症

子ネコの便中に排泄されるオオシストが手や食物を汚染し、あるいは生肉から直接経口的に感染する。母親が妊娠中に初感染した場合に発症し、脳実質内にカルシウム沈着が特徴的である。

イ）風　疹

妊娠初期の器管形成期に母親が感染すると、先天性風疹症候群が起こり、白内障、心奇形、聴力障害、知的障害、血小板減少症などの症状が見られる。学齢期女子に風疹ワクチンを接種することにより大幅に予防されつつある。

ウ）サイトメガロウイルス感染症

本症は脳室周囲のカルシウム沈着が特徴的で、肝脾腫、血小板減少などをともなう。しかし実際は胎盤経由の感染は少なく、むしろ未熟児に輸血や母乳を介してのサイトメガロウイルスが感染するところからNICUでの本症の発生が問題になっている。

エ）単純ヘルペス感染症

臨床的に問題となるのは、胎盤経由の感染よりも産道感染の方が問題となる。2～10日間の潜伏期で肝脾腫、末梢循環不全、出血傾向、けいれんなどの重篤な全身症状で発症し、アシクロビルなどの抗ウイルス剤を使用しても効果不十分で、その死亡率および後遺症発生率はきわめて高い。

②羊水感染症

羊水感染症とそれにともなう胎児・新生児の感染症を羊水感染症候群と呼ぶ。卵膜、胎盤、臍帯などの炎症に加え、胎児・新生児は肺炎、中耳炎、皮膚の膿疱、敗血症などの感染に暴露された部位の多彩な臨床像を示す。母親に発

熱などの所見とさらに羊水混濁の所見を認める。
　③経産道感染

　無菌状態であった児は出産の際、産道で感染した菌を常在菌とする。母親が常在していた通常菌に対しては、子どもは経母体的に免疫を受けており重篤な感染になることは少ないが、病原性の強い菌（たとえばリン病菌）の場合や子どもに免疫力が不足している（B群溶連菌など）場合には、新生児に重篤な感染が発生する。産道感染としては㋐B群溶連菌、㋑リン病菌、㋒HBウイルス、㋓単純ヘルペスウイルス等が重要である。

(12) その他のハイリスク因子

　その他のハイリスク因子は、以下に記載するように多々あるが、これらの疾患は、やや専門的にかたよると思われたので説明を省略した。必要とあれば、小児科学の専門書を参考にされたい。

　①胎便吸引症候群、②無呼吸発作、③新生児慢性肺疾患、④新生児持続性肺高血圧症、⑤未熟性動脈管開存、⑥先天性チアノーゼ型心疾患、⑦心不全型心疾患、⑧消化管の閉鎖および狭窄、⑨腸回転異常、⑩ヒルシュスプリング病、⑪壊死性腸炎、⑫臍帯ヘルニア、腹壁破裂、⑬多血症、⑭貧血症、⑮低血糖症、⑯低カルシウム血症、⑰晩発性代謝性アシドーシス、⑱新生児寒冷障害、⑲新生児皮膚硬化症。

3　新生児期の病理 II——先天異常、単一遺伝子病および染色体異常

(1) 先天異常

　先天異常とは、出生前に発生原因がある形態的・機能的異常の総称である。先天的形態異常とはほぼ先天奇形と同義ととらえてよい。先天的機能異常には、先天的代謝異常、神経筋肉疾患、内分泌疾患、血液疾患、免疫異常などの種々の疾患を含んでいる。

先天異常は次の4群に分類される。

①単一遺伝子病：遺伝病の一つで、メンデルの遺伝法則に従う。異常の発生機構としては変異（病的）遺伝子の発現亢進または発現抑制。全先天異常における頻度は20%。

②染色体異常：これはまた配遇子病ともいう。ときに遺伝性をともなうことがある。染色体異常による多数の遺伝子の増減による遺伝形質の不均衡で起こる。頻度は5%。

③多因子遺伝病：遺伝子病の一つで病的形質の発現の多くは、遺伝子と環境との相互作用による。現在疾病の多くは、この分類に属する（代表例・高血圧症）と推定されるが、一般には、それらを指すのではなく、先天異常を示す症候群をさす。これら症候群は、家族集積性が見られ、患者の血族には一般集団よりはるかに高い頻度で患者が存在する。頻度は65%。

④外因による先天異常：これには妊娠早期に発病した胎芽病と妊娠中の器管形成期以降に発病した胎児病とがある。その病的機構は、胎児のおかれた環境の異常（異状妊娠、母体の代謝異常、胎内感染、放射線被曝、薬剤および化学物質など）による発生異常をさす。頻度は10%。

(2) 遺　伝

遺伝といえば環境と対比されて、かつては運命論的な観点で概念づけられていたが、それは間違いで、ある種の遺伝子（とくに優性遺伝子）は、特定の環境にさらされてはじめて形質発現する。まして多因子遺伝では、発病という形質発現には、環境と密接なかかわりあいがあることを心に銘ずべきである。

(3) 単一遺伝子病

メンデルの遺伝法則に従って形質発現するものがヒトでもこれまでに数多く知られている（かならずしも病的形質発現のないものをふくめ約8000種）。こ

れを単一遺伝子による遺伝という。メンデル遺伝法則の理論的基礎は、一つの遺伝子座に一対の対立遺伝子（アレル：alleles）があり、それぞれのアレルは親の配偶子中の1個のアレル由来であり、個体の一定の遺伝形質は、一対のアレルの組み合わせで決定されるというところにある。

そのアレルが変異によって病的形質を現すとき、これを単一遺伝子病という（約3000種）。

メンデル遺伝病は、その遺伝様式から次の5種類に分類される。

① 常染色体優性遺伝

② 常染色体劣性遺伝

③ X連鎖優性遺伝

④ X連鎖劣性遺伝

⑤ Y連鎖遺伝

上記のうち③と⑤は数が少ないので、常識的には①②④のみで論じることが多く、本書はそれに従う。かなりの単一遺伝子病が生下時に発病するのではなくて、乳児期からおとな（ときに高齢）にかけて発病する。また疾患のあるものは遺伝病と同じ形で発現するものがある（表現模写）。また表現型がまったく同じか、ほぼ同じであっても異なる遺伝子で表現される場合もある。

① 遺伝における優性・劣性

遺伝における優性・劣性とは、ヒト染色体46本のうち、性染色体を除く常染色体は男女共通で、22対44本である。各1対の相同染色体に共通遺伝子座があり、一定の座の遺伝子にAとaの2種類のアレルがあるとすると、相同染色体におけるアレルの組み合わせは、AA、Aa、aaの3種類の遺伝子型が考えられる。これらの遺伝子型をもつ個体に生じている形質を表現型と呼ぶ。AAとAaの遺伝子型をもつ個体間でその表現形質が同一で区別できないときをAはaに対し優性と呼ぶ。またaaの遺伝子をもつ個体の表現型のみがAAとAaと区別できるとき、aはAに対し劣性という。なお性染色体に属する

X染色体上の遺伝子に病的変異を起こした場合は、劣性遺伝でも男子のX染色体は1本なので、変異遺伝子はホモ接合体と同じ状態となり発症する。女性の場合はX染色体が2本であるので、1つのアレルが変異を起こしてもヘテロ接合となり発症せず、原則的には保因者となる。しかしX染色体には不活性機構があり、その不活性が働けば軽症ながら発症することもありうる（この意味でデュシェンヌ型筋ジストロフィー症でも女性に発病することは絶無ではない）。

②常染色体優性遺伝の特徴

ア）　優性遺伝の罹患率は、性によってかたよりがなく、男女比は1である。ただし発症に性ホルモンの影響を必要とすると、この比が乱れる。

イ）　変異遺伝子のヘテロ接合体が発病する。変異遺伝子のホモ接合は、ヒトではまれで、もし起これば、重症か致命的なことが多い。

ウ）　変異遺伝子のヘテロ接合体でも、環境などの影響で病的形質を現さずに次の世代以降にこのA遺伝子を伝えて、形質が表現される場合がある。このような遺伝子を浸透度が低いという。また同一家系内の患者発生の場合でも症状に軽重がある場合がある。これを表現度に違いがあるという。

エ）　罹患者は上位世代から下位世代に伝わり、子どもの発病率は、原則的に50％（分離比50％）である。

オ）　常染色体優性遺伝の疾患の多くは、正常の代謝過程障害が一次的原因ではなく、変異蛋白の蓄積などの機序で発病する。細胞・組織の骨格に関係する構造蛋白の異常や発生過程に関与するなんらかの関与蛋白などの異常により、器官の形態や機能異常をひき起こすのが特徴である。したがって生命予後からいえば常染色体劣性遺伝よりもよい。また発症年齢は常染色体劣性遺伝よりも、原則的に遅く、結婚して次の世代に伝える機会が多い。分離比が50％なので各世代の異常者は、一定数にとどまって累積増加することはない。

カ）　まれに年長になるにつれて症状が軽減する疾患もある。

③常染色体劣性遺伝の特徴
ア) 患者は性別に無関係に発症する（男女ほぼ同数に現れる）。
イ) 変異遺伝子のホモ接合体が発病する。
ウ) 患者の両親は、外見上正常であるが保因者である。
エ) 一般集団でまれな疾患ほど、両親が近親婚である率が高い。
オ) 同胞発生は多いが、罹患者が上位世代から下位世代に伝わることはまれである。
カ) 子どもへの発病の危険率は25％である。
キ) 常染色体劣性遺伝の多くは、生命過程の枢機に関する物質代謝過程に関与する蛋白（多くは酵素）の欠損が病因であり、生命的予後および知的発達予後については重いといえる。ただし劣性遺伝でも変異アレルが複数（aa$^+$）ある場合もあり、その組み合わせによっては症状のより軽い例も生じうる（骨形成不全症の早発型と遅発型）。

④性染色体劣性遺伝

　理論的には女性が保因者で男性が患者であれば、子どもはすべて患者になる。また女性が正常で、男性が患者であれば男の子はすべて正常、女性はすべて保因者となる。このような例はまれで、一番考えられるケースは、女性が保因者で男性が正常な場合である。この場合は、生まれてくる男性の1/2が患者となり、女性は1/2が保因者となる。すなわち変異遺伝子ヘミ接合の男性のみが発病する。ヘテロ接合の女性は、原則的に発病せず保因者となる。ただしこの場合、X染色体の不活性の問題があれば発病する（この場合症状の軽重の幅がある）。

(4) 染色体異常

　①ヒト染色体：ヒト体細胞の染色体数は46であり、配偶子では23である。1個体または1細胞中の染色体構成を核型という。ヒト細胞中には、性を決定

する2個の性染色体とそれ以外の44本の常染色体がある。男性の性染色体構成はXY型であり、女性はXX型である。44本の染色体は性別に関係なく22対の相同染色体からなる。ヒト染色体を大きさと形態から分類する。最大の染色体から最小の染色体まで、1番から順番に22番に番号をつけて分類、区別する。

②染色体異常：染色体異常は大別して、ア)数的異常、イ)構造異常、ウ)モザイクとキメラ、エ)一時的異常の4種である。

このうち先天異常として重要なのはア)とイ)で

表3　染色体異常の分類

1　数的異常
1) 異数性異常
(1)トリソミー
(2)テトラソミー
(3)モノソミー
2) 倍数性異常
(1) 3倍体
(2) 4倍体
2　構造異常
1) 相互転座
2) 挿入
3) 逆位
4) 欠失
5) 環状染色体
6) イソ染色体
3　モザイクとキメラ

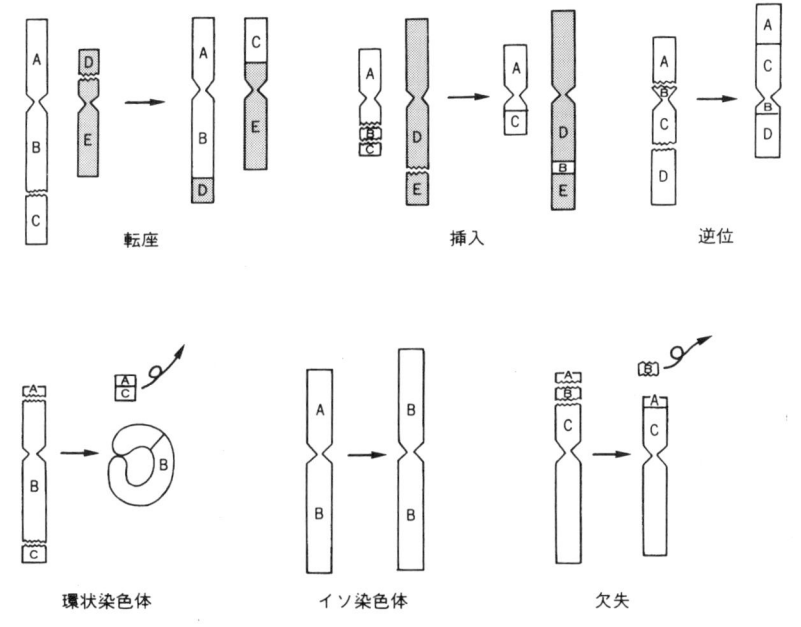

図2　種々の染色体構造異常

あり、それを**表3**と**図2**で示す。数的異常とは、正常の2n＝46より数本の染色体数が増減するような異常で、1対2本の相同染色体が3本になるトリソミー、逆に1本しかないモノソミーがある。倍数体は3倍体や4倍体などである。構造異常の大半は、染色体対合とその後の分離で起こる。

註

1) 生理的黄疸は通常生後2〜3日より可視的となり（血清中7〜8 mg/dl）、日齢5〜7日でピークとなり、以後漸減し、2週間以上は遷延しない。
2) 妊娠経過中、少量であるが胎児の血液が母体に流入する。母体がRh陰性の場合、子どもの血液のRh抗原が母体を感作し抗体を作る。その抗体が経胎盤的に子どもに移行し溶血をひき起こす。ABO不適合も同じ原理による。

    Rh不適合の場合は、初回のRh不適合妊娠・分娩の際に子どもの血液が母親を強く刺激し、2回目以降のRh不適合妊娠の際に溶血性黄疸が起こる。近年は分娩後24時間以内に抗D抗体を母親に注射し感作を防ぐことが可能となり、Rh不適合例による溶血性疾患はまれになってきた。

第2章　障害の原因となるおもな疾患

第1節　脳性麻痺

I　脳性麻痺とは

　脳性麻痺の定義のなかで重要なものを3つ記述する。

　①受胎から新生児までの間（生後4週間以内）に生じた脳の非進行性病変にもとづく永続的な、しかし変化しうる運動および姿勢の異常である。その症状は満2歳までに発現する。進行性疾患や一過性運動障害または将来正常化するであろうと思われる運動発達遅延は除外する（日本・厚生省研究班定義）。

　②脳性麻痺とは、出生前、出生時、新生児期に脳の発育不全、感染、無酸素症等の原因から生じた脳の機能不全を反映する小児の中枢神経障害を起こす疾患群（いわゆる脳損傷児、このなかには脳性麻痺、精神発達遅滞、てんかん、行動異常、摂食障害等がふくまれる）の1グループである（デンホーフの定義）。

　③未熟な脳の欠損または損傷による運動や姿勢の障害。その脳損傷は、非進行性で筋活動の協調性をさまざまに障害する。結果として患児は姿勢を正しく保持し、かつ運動することができない。またこの中枢性の運動障害は、しばしば言語、視覚、さまざまな認知障害、いろいろの程度の精神遅滞、てんかん等を合併することがある（ボバースの定義）。

　解説：つい最近までは定義①に代表される一群の疾患群がかなり多数（0.2%）存在したが、最近の周産期医学の発達により、その数は減じる傾向があり、定義②および③にある重度重複障害児の一群が多数生存可能になること

により医療および療育の対象となることが多くなった。したがって脳性麻痺の定義も疾病名というよりもこれら脳損傷児の運動機能面の障害（impairment―障害名）を表現することばという側面が強くなり、現に障害名として取り扱われる（脳性麻痺の病態を示すためには、ただ単に脳性麻痺と表現するだけでは不可で、後記の部位別障害名と生理的障害名を併記するのをつねとする―念のため）。しかしながら重度重複脳損傷児のもつ問題点は数多く、複雑で初心者がはじめからこの問題に入っていくと、混乱におちいるし、脳性麻痺自体への理解がいきとどかなくなる。したがって古典的といわれようとも、定義①に従った運動機能障害としての脳性麻痺の理解が、初心者にとってまず第一ということになる。

　脳性麻痺は、妊娠期（代謝異常をともなう代謝疾患と染色体疾患は除外）、出産期、新生児時期に生じた脳の損傷（侵襲ともいう）にもとづく運動機能障害をいう。進行性の疾患（脳腫瘍等を除外）および一過性の運動障害（重症てんかん発作等による一過性の運動麻痺等を除外）は除外される。また将来運動機能的に良性の経過をきたす知的発達遅延および運動発達遅延は除外される。脳性麻痺の運動機能障害は、大部分が痙性麻痺であり、脳血管障害後遺症と似かよった病態を示すが、脳性麻痺が脳血管障害後遺症と決定的にちがうのは、未熟な脳に損傷が加わったということで、人類特有の運動発達に齟齬をきたし、そのために随意運動障害（結果的に筋の協調性不全症候を示す）になるということである。人類特有の運動発達には、零歳時期に四肢運動の随意性が出る前に姿勢発達があるということで、脳性麻痺児は、未熟な脳に損傷が加わったことで、この姿勢発達に重大な齟齬をきたして効果的な随意運動ができないばかりでなく、この disease-impairment 複合体に重度性を附加している。通常脳性麻痺は症状の改善はありえても、完全治癒はありえない（この点は問題になるところではあるがじつは出産時頭部外傷型で、脳実質内点状出血程度の

ものであれば完全治癒はありうる。しかしこういう症例は脳性麻痺と診断されないだろう)。すなわち一生の impairment を残す。それゆえその診断は慎重でなければならない。しかしその疑いの段階での超早期訓練は推奨される。

2 脳性麻痺の病理

神経病理学的変化は、Volpe によれば**表4**のようになるという。

そのなかで、神経細胞壊死による選択的脳内壊死、脳の大理石様変化（神経細胞壊死部へのセンイ性支持組織による修復—いわゆる瘢痕で脳萎縮をきたす）、PVL（後述）、多発性虚血性壊死（病像として孔脳症、水腫性水頭症、多発性囊胞性脳軟化）等が重要である。

(1) 早産児に多い変化

PVL（periventricular leukomalacia）：脳室周囲白質の動脈境界領域における虚血性変化によるもので、未熟児の脳では深部白質に向かって脳軟膜からの長い髄質動脈と脳室側からの短い動脈が走っているが、この両動脈の境界領域の脳が、低灌流による虚血性変化をもっとも受けやすい。在胎32週未満では、血流の自動調節、脳の未熟性と相まって、同部の虚血性病変が起こりやすい。

表4 低酸素脳症のおもな神経学的および病理学的病像（Volpe）

神経病理	局在	神経学的後遺症
神経細胞壊死	大脳皮質（軽度：海馬、高度：広汎な障害）、小脳、淡蒼球、視床、脳幹核	知能障害、発作、痙性四肢麻痺、運動失調
大理石様斑紋	尾状核、被殼、淡蒼球、視床	コリアアテトーシス
梗塞	大脳の動脈境界域	運動障害（四肢麻痺、片麻痺）、知能障害、失語症
脳質周囲白質軟化	脳室周囲の動脈境界末端部	痙性両麻痺

◎脳室上衣下出血：脳室周囲上衣下層に認める出血。早産で起こりやすい。
◎脳室出血：上衣下出血が脳室内に穿破して起こる出血。

(2) 成熟児に多い変化

　成熟児では、白質軟化は脳室周囲でも起こるが、より広汎あるいは皮質下白質に生じる。皮質下白質に生ずるのは、早産児より成熟児の方が脳溝がより深く、同部は血管が疎であり、同時に髄鞘形成が盛んな部位でもあるためと考えられている。より広汎になると、多嚢性脳軟化となり、重度脳障害となる。
◎大脳皮質層壊死：脳溝部皮質に起こりやすい。
◎基底核壊死：出生時障害により、線状体、視床の一部に壊死が起こると大理石様変化を呈する。理由は不明だが、早産児より成熟児に多い。アテトーゼ・痙直混合型脳性麻痺、アテトーゼ型脳性麻痺の原因。

3　脳性麻痺の運動学的病態

　ヒトは運動発達の過程で、健常な原始的姿勢反応から正常な姿勢反応に発展的に変化したのちに、自然に随意的な運動、動作パターンが現れるのであるが、脳性麻痺ではこの原始的姿勢反応そのものが異常で、同時に筋肉の緊張状態の異常をしめす。(表5、6)

　なおかつ、自然の状態で消失すべきところの原始的姿勢反応が消失せず、当然現れてくるところの自律的姿勢反応が現れてこない。そして、運動・動作そのものに病的なパターンを招来する。そして、この病的運動・動作パターンそのものが、子どもの随意的運動・動作を阻害している。

　言葉を変えていえば、ヒトは運動発達の過程で、地球の重力に抗すべく、抗重力姿勢として静的姿勢のみならず動的姿勢も調整する。すなわち、動きがある場合、肢位の変化に対して重力線が変化するが、その変化に対して四肢の位置状態を変化させることによりバランスを保つ。さらに、体の傾き具合を目で

表5　健常児でも見られる原始的姿勢反応

反応の名称	刺激	赤ちゃんの反応
探索反応	口や頬の端を軽く指で触れる	触れた側に下唇が動き舌が刺激の方に動く
モロー反射	頭部を床からはなして支えておき、突然その支えをなくして頭を下におとす	上肢は外上方にひらき、同時ににぎっていた手が開く。そのあと上肢を前方に抱きつくように内転する
非対称緊張性頸反射	頭部を他動的に一方に回す	顔の向いた方の上下肢は伸展し、後頭部側の上下肢が屈曲する
手把握反射	検者の指を子どもの手の尺側掌側に触れる	全指が屈曲して握りしめ、ひらくことができない
足把握反射	足の拇指球を指で押す	検者の指をとりまくようにして赤ちゃんの足指が屈曲する
下肢台乗せ反応	足の前部をテーブルの下縁にふれる	下肢が曲がり、赤ちゃんは一歩踏みだして足をテーブルの上に平におく
上肢台乗せ反応	手の甲をテーブル下縁にふれる	上肢が挙上して赤ちゃんは手をテーブルの上に平におく
自律歩行反応	検者の手を赤ちゃんの両腋の下におき床に対して前方に傾ける	自動的な歩行がすぐ起こり、足を床に平におろす
頸立ち直り反応	あおむけて寝ているとき、赤ちゃんの頭を一方に他動的に回転させる	身体が全体として、頭部と同じ方向にまわる

（ナンシー・R・フィニィー著『脳性まひ児の家庭療育』より引用・改変）

表6　健常児と障害児との姿勢反応筋トーンなどの違い

	健常児	脳損傷児
原始的姿勢反応	自発的であるが周囲との状況に合わせ変りやすい	刺激的で強制された一定の運動パターンを示し、刺激に対し反応が同じである。重症例では、この原始的姿勢が欠く場合がある
筋トーン	重力に対抗できる力をもっている。が同時に重力下であっても動きやすい柔軟性をもつ	○痙直型：常に筋トーンが亢進している ○アテトーゼ型：筋緊張亢進と筋緊張低下が極端な形で現れる ○弛緩痙直型：筋トーン低下で重力に抗しきれない
自律的姿勢反応への影響	原始的姿勢反応が生後6カ月までに徐々に消失し、代って自律的姿勢反応が出てくる	原始的姿勢反応が生後6カ月たっても消失せず、とって代る自律姿勢反応がなかなか出てこないか出てきても不十分

（ナンシー・R・フィニィー著『脳性まひ児の家庭療育』より引用）

確かめるため両眼を水平に保つ〜頭部を床面に垂直に保つことを体の傾きのいかんにかかわらず行っている（正確には、この現象は視覚よりももっと強力に内耳にある迷路で行われている）。

正常でも、この姿勢調整能力の発達には、時間がかかり、出生直後より5歳頃まで続く。脳性麻痺をふくむ脳損傷児は、この姿勢調整能の発達が阻害されている。

姿勢調整能の発達は、より具体的にいうと①ヒト特有の垂直位肢位を可能にならしめるため、頚および体幹の抗重力適応姿勢の発達、②近位肢帯関節すなわち肩関節と股関節（さらに肘関節・膝関節をふくめて）の十分なる関節可動域の獲得、③股関節・膝関節については、動物にとってかなりむずかしい動作すなわち体重支持しながら、屈伸運動などの相反運動を可能ならしめること、およびヒトの歩行しての移動については、一過性でも上肢（前肢）での部分的体重支持期間を必要とする。以上の3条件が、満たされていることをいう。

ヒトは、正常な姿勢調整能をもっているときは、正常な筋緊張を保っている。正常な筋緊張とは、いかなる肢位、姿勢の変化に対しても重力に抗するために、適切な部位および量の筋緊張亢進と適切な部位、量の筋弛緩（筋緊張低下）することができ、それによって体のよいバランスがとれる筋の能力をいう（バランスが破綻したときは、上肢〈下肢も〉の保護反射により頭部を保護する能力も加わる）。しかも、この能力はヒトに精神的緊張が加わったときも（通常連合反応が出る）、破綻しないだけの余力をもっている必要がある。

次に、ヒトの発達は、1歳半までは、運動発達と知的発達は未分離で、それ以降7歳くらいまでは、両者は、密接に影響し合うという事実の認識も全人間的医療（包括的医療ともいう）の観点から大切にしなければならない。

4 病型分類とその症状

(1) 生理的分類
1) 痙直型（実際は固縮・痙直型）。
2) アテトーゼ型（実際はコレア・アテトーゼ型であるが、一見筋弛緩型をしめすものもあり、また痙直を混合しているものもあり、厳密に考えると複雑である）。
3) 失調型（脳性麻痺には少ない）。
4) 固縮型（純粋な固縮型は少なく、痙直と混在している）。
5) 混合型（脳性麻痺に見られる型の95%以上は痙直かアテトーゼ型である。混合型はこの両者のまざりあったものをいう）。

(2) 部位別分類
1) モノプレジア、単麻痺型

脳性麻痺ではこの型のものは非常に少ない（ただし零ではない）。もしあれば片麻痺型の不全型で痙性麻痺となる。そして非常に軽症となろう。また知的障害の合併もなく自立可能である。変形に対しては、普通の整形外科的治療が可能である。

2) パラプレジア型、対麻痺型

脳性麻痺で、上肢の運動機能障害のまったくないパラプレジア型は、最軽度の型で、知的障害はまったくなく、単独歩行可能で、軽度の痙性跛行と下肢変形は認めるが、歩行パターンにおいて下肢の相互運動良好性を示す。

この型は通常の整形外科手術に良好な反応を示し、予後においても、歩行可能となることが多い（この型でも過剰の努力歩行をつねにつづけると、下肢変形が強くなり成年期歩行不能もありうる）。この型は普通教育をうけて社会的自立可能であるが、本人に病的自覚がないと思わぬ偶発的事故により大怪我を

する。すなわち軽いといっても、立位バランス、平衡反応が健常者のように先天的にうまくいかないため、高所からの転落、平均台のようなところから転落が不可避的に起こるので注意が肝要である（なんでもかんでも健常者の行動を真似るのは誤り）。したがってスポーツ的な事柄で勝負に執着するのは不可または禁忌である。そういった意味での職業選択は制限を受ける。慎重に考えれば、成人になったときは職場においての車いす使用、通勤においての身障者用自家用車を多用した方が下肢変形を増悪させない点では、よいと思われる。ただし行動的に自由なときの歩行はゆっくりという制限はあったとしても自由である。

3) ダイプレジア型、両麻痺型

脳性麻痺児のなかには、一見上肢機能に不自由がないように見えても、巧緻運動をさせると障害が見つかる一群があり、それがダイプレジア型である（はっきりいって脳性麻痺にはパラプレジア型はむしろまれ）。

ダイプレジア型は大部分未熟出生により発現する。したがって未熟出生により生ずる脳損傷の特徴を示す。この型は、新生児時期から幼児期にかけて未熟児網膜症を示すことがあり、それに対しては眼科的治療が必要になる。言語障害はまったくないが、ときに認知障害に起因する学習困難を起こす。しかし通常の意味での知的障害はない。またてんかん等もほとんど合併しない（ただし零ではない）。ある年齢に達すると歩行可能になるものもいるが、その歩行は下肢相互運動性が悪いため、努力型の痙性跛行を示し、特有の鋏足変形（図3）を示す。整形外科治療の適応により、ある者は歩行不能から歩行可能になるものもいる。ただしこの型の患児は、術後において、努力型単独歩行をつづけていると変形の再発が必至であるので、術後においては、長距離歩行では杖歩行および車いす使用も配慮した方がよい。ただし室内歩行は自由である。

移動において自覚的配慮さえあれば職業的自立も可能である（この際の職場においての移動は上記パラプレジア型に対して注意をより厳重に遵守のこと）。

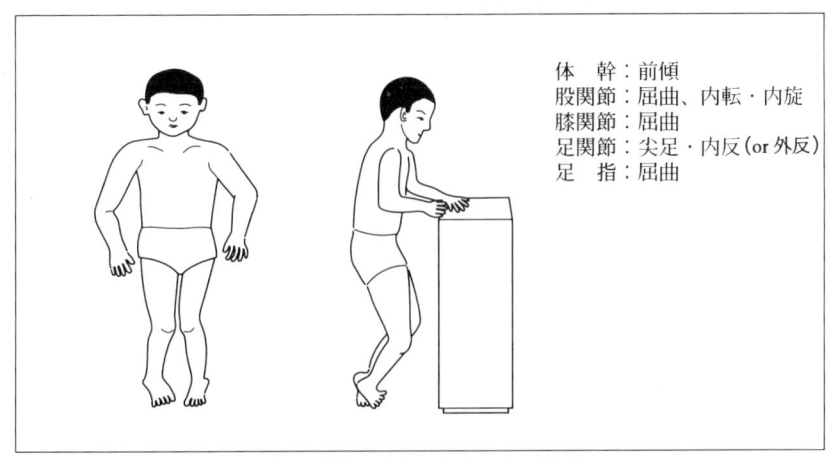

体　幹：前傾
股関節：屈曲、内転・内旋
膝関節：屈曲
足関節：尖足・内反(or 外反)
足　指：屈曲

図3　脳性麻痺両下肢型の鋏足変形

もちろん教育は普通教育が原則である。ただし本人がそれに耐えられないときは高等教育においては養護学校になるかも知れない。

　ダイプレジア型は、通常杖の使用において、それほど努力を要しない。もし杖の持続的使用において、はなはだしい努力を要するとすれば、それはむしろ四肢型の軽症児と考えた方がよい。そういう子どもは体幹の運動機能障害がかなり上部まで及んでいると考えられるからである（ダイプレジア型は上部体幹の運動障害はない）。

　ダイプレジア型は、早期の理学療法実施により、学齢児までに杖歩行可能までに達すると予想されるグループである。また整形外科手術の適応により、下肢変形が矯正され立位移動に利便が得られるグループでもある。しかし整形外科手術によって変形が矯正され、歩行不能が、歩行可能になったとしてもその歩行パターンは痙性跛行である。痙性跛行は過剰な努力を強いられると変形が再発し残存変形が増悪する。そのことから考えると、ダイプレジア型痙性麻痺児または者は、移動パターンにおいてつねに1ランク下げた移動を職場または長距離移動に使用すべきなのである。じつはこういう子どもにかぎって、健常児または者の生活行動様式をそのままを真似たがるのであるが（たとえばマラ

ソンとかサッカー競技参加)、それは生活の利便を自ら破壊するようなもので不可なのである。はっきりいって障害受容の問題につながる。

　未熟出生を原因としないダイプレジア型は四肢麻痺および片麻痺と微妙な相関を示す。すなわち体幹、下肢の麻痺の重さに左右差を認めることが多い。こういう型は理学療法において体幹の麻痺の左右差が起こるところの変形を矯正する必要がある。なぜならば将来において体幹変形による障害の重度化および股関節亜脱等の股関節異常を招くからである。股関節異常に対しては股関節周辺軟部解離術を必要とする。

　4)　脳性麻痺の片麻痺は、出産時硬膜外出血などの頭部外傷型と原因の特定できない脳内出血型との2つが考えられる。頭部外傷型は体幹部の麻痺が軽いので、足部変形などに対しては、骨手術もふくめた整形外科手術が成立する。脳内出血型は一見片麻痺のように見えても、健側と思われる方にも軽い麻痺があることが多い。その意味で足変形に対する整形外科手術は腱手術等の軟部の手術に限定した方がよいと思われる(実質的には左右不均衡型三肢麻痺)。ちなみに片麻痺型は姿勢の如何を問わなければ独歩可能である。脳性麻痺の片麻痺型は成人の脳出血のように侵襲部位が一定していないことが多く、随伴する知的障害の重さも一定しない。すなわち知的障害の軽い子も重い子もいる。またてんかん発作を合併する率も少なくない。

　5)　脳性麻痺の四肢型麻痺は、合併する重度障害の程度、質によってじつにさまざまの多彩な症状を示す。しかし上肢麻痺をかならずともなう。その麻痺が重いと言語障害、摂食障害をともなう率が高くなる。またCTで脳所見があることも多い。てんかん合併率と非常に高い。CT等に脳所見があると知的障害も重い。

　この型は坐位可能群とそうでない群とで中等度障害群と重度障害群とに分けられる。中等度障害群の訓練は、正常の運動発達過程にあわせての訓練が困難または不能で筋弛緩法を組み合わせて、はじめから立位指向の訓練方法をと

る。またこのグループはほとんど必発といっていいほど股関節異常をともなう。股関節異常とは股関節亜脱臼・脱臼および臼蓋形成不全および骨頭変形をいう。それらに対しては、股関節周辺筋の軟部解離術を必要とする。その目的は、もちろん本人の機能改善を目ざしているが、それと同時に、介護上の問題における利点、すなわち瞬間的にも支持立位を可能ならしめる点にある。

　痙直型四肢麻痺中等度のものは、知的にもIQ 50以上あり、思春期になると自己意識にめざめて周辺環境の人びとと自己との対比から心理的ストレスをもちやすい。それがひいて全身の異常筋緊張亢進となって、筋痛等大変な苦しみを味わうことがある。それだけでなくその異常筋緊張亢進が体幹の変形、四肢の変形・脱臼を増悪させ、一度獲得していた坐位姿勢もとれなくなっていわゆる寝たきりになることもある。この股関節周辺軟部解離術はこの全身の異常筋緊張亢進の予防ともなっている。この筋緊張亢進状態に対しては薬物療法の適用と同時に心理療法も必要となろう。

　痙直型重度四肢麻痺は何といってもその生育歴で、重篤な病状と摂食困難と内科的な虚弱性の問題をかかえ、重度の言語障害をともなう。てんかん合併も全例に近い。しかしなかには言語理解に優れた者もいるので注意が肝要である。ただ重症心身障害児とちがうところは10歳を過ぎる頃になると強壮化し、体が急激に大きくなるとともに内科合併症が減り、それにつれて坐位姿勢もとれるようになることである。したがってこれらの者に対しては、幼時より体幹変形、下肢変形を極力予防するために優れた坐位装置および車いすを作成する必要がある。そして、これらの子どもに必発するであろう股関節異常に対しても、これらの装置は増悪予防となっている。股関節異常に対しては、全身状態等良好なものは手術適用となる。

　痙直型重度四肢麻痺児のなかには、ある年齢に達するまでは常時医療的管理を必要とする者がいる。もし家庭環境等に問題があれば重症心身障害児施設入園適となる。したがって重症心身障害児施設には一部これらの児（者）が混入

していることになる。

　痙直型四肢麻痺のなかには、筋トーヌスが低い子どもがいる。

　これら子どものなかで、軽度の四肢麻痺といえるような型が存在する。これらの多くはいくらか上肢機能があるということでダイプレジア型痙性麻痺児と誤認されやすいが、体幹筋の麻痺が強い分、ダイプレジア型よりも予後が悪い。知的障害がないか、軽い子が多いので、これらの子どもには、まず障害受容をしっかりさせた後で、電動車いすを早期に与えた方が賢明である。というのはこれらの子どもは体幹の左右不均衡を生じやすい。また整形外科手術も本人が納得するほどの成果が上らない。また手動式車いすも動かすのにややもすれば大変な努力を要し、結果的に体幹変形を助長しやすい。

　巷間これらの子どもに杖歩行させているのを見るが、それは本人に非常な努力を要求し、下肢変形も強いことも加わって、移動するだけで本人を疲労させてしまい、内科的虚弱状態をひきよせる。そうなると何のための杖歩行かわからなくなるし、QOLの概念にも反する。家族も職員も心すべき事柄かと思う。

　6）　次にアテトーゼ型脳性麻痺であるが、昔は核黄疸型のアテトーゼはかなりあったが今は減っている。しかし虚血性低酸素性脳症後遺症および未熟出生後遺症としての脳性麻痺は、新生児期、ふつうと考えられている血中ビリルビン値でも、強い黄疸が生じることがあるので今でも絶無とはいえない。また満期出産で難産があった者でも、この型を生じることがある。ただしその場合は一部痙性が混入してくるので、正しくは混合型といった方がよいのかもしれない。

　アテトーゼ型は通常下肢の機能障害よりも上肢機能障害の方が重い。そしてほとんどが表出型の言語障害をともなう。一部には高音域難聴があることがある。知的障害は痙直型よりも軽いとされる。

　下肢機能は異常の筋緊張亢進が強くない場合は、アテトーゼ跛行という跛行パターンもとるが歩行可能となることが多い。この場合痙直型であると訓練に

より大きな変化を認めることができなくなる年齢（10歳頃と考えられる）以降、すなわち10歳以降に歩行可能になる例がある。

アテトーゼ型の問題点は、その強い上肢機能障害にある。知的によい子が多いので自らの工夫で、日常生活動作は時間をかければこなせるが、職業的自立となると無理ということになってしまう。しかし、時間的なことを問題にしなければ（時間をふつうの何倍、何十倍もかければ…）。かなり高級なこともできるので趣味的なことに人生の生き甲斐を見出している者もいる。社会参加ということばは、このアテトーゼ型の人にいちばんぴったりする。

アテトーゼ型重度の者は、常時異常な原始反射、姿勢反射に支配されていて筋緊張も異常に高い（この筋緊張亢進は心理的ストレスがないときには、はなはだしく低下しているのも特徴）。そのための体幹・四肢に高度の変形が出やすい。日常生活動作はもちろん全介助レベルである。これらの者には、筋を弛緩させるための薬物投与は当然考えられるが、徒手的な筋弛緩法は常時必要とされるだろう。また常時良い姿勢を保つための坐位保持装置も処方されるべきである。またグループワーク等、心理的慰安も必要とされる。

しかし、アテトーゼ型重度者は、排泄に関してはゼスチャー、表情等使って告知できるので、それだけ介護が楽になる。事情が許せる者が、在宅生活可能になっているのはそのためであろう。

5　合併または重複障害

脳性麻痺の合併または重複障害は、じつに多種多様で際限なく、まさにヒトの身体機能障害または疾病そのもの全体を論じなければならないほどである。しかしながらおもなものを列挙すると、視覚障害（弱視、眼位異常、調節性障害、視野欠損）、聴覚障害（難聴、高音域難聴、音域一部障害、聞き分けまたはリズム障害）、感覚と認知障害（学習困難と知的障害に関連）、言語障害、摂食障害、歯科的異常、虚弱性（貧血、低血圧、栄養不良、便秘、食欲不振、易

感染性、呼吸筋調節障害による呼吸障害、病的骨折)、遊び下手(上肢機能障害と意欲度とくに自己表現の弱さ)、知的障害、てんかん、行動異常そして種々雑多の奇形がある。このうち、視覚障害、聴覚障害、虚弱性および歯科的障害は(この本は医学書でないので)専門書にゆずり、重複障害として重要なてんかん、知的障害、行動異常のみをとりあげ、合併症状として重大な摂食障害、言語障害、および遊び下手については第4章でとりあげる。奇形等の関連疾患については、本章第10節でとりあげる。

(I) 脳性麻痺にともなう重要な重複障害

1) 脳損傷にもとづくてんかん

「てんかんとは、種々の原因による脳疾患で大脳ニューロンの過剰発射に由来する反復性の発作を主徴とし、種々の臨床および検査所見をともなう」

別の定義では、

「発作的に脳に異常な電気的興奮が起こり、それにともなって、発作的に身体的または精神的症状をくりかえし出現する病的状態である。脳波に異常波形を検出しうる」となっており、後者の方の定義がわかりやすい。

てんかんとは、器質的損傷(原因を有する)にもとづく症候性てんかんと、器質的損傷のない原発性てんかんとがあるが、脳性麻痺に重複するてんかんは、すべて症候性に属し下記の特徴がある。

①低年齢で発症する。一般に低年齢で発症したものほど予後が悪い。

②予後は脳損傷の程度に比例する。すなわち脳損傷が重いほど予後が悪い。

③原発性てんかんをふくむてんかん全体についていえば、すぐれた薬物療法により予後はかならずしも悪くない。が脳損傷にもとづくてんかん発作は難治性で完全に発作を止めることは現在でもむずかしい。したがってこれら難治性てんかんをもつ子どもに対しては、disease ととらえるよりも impairment としてとらえ、息の長い療育を行う必要がある。すなわちてんかんをもちながら

も安全な日常生活を行い、かつ精神的・身体的機能の発達をうながすよう努力するとともに、適切な薬物服用と薬物の副作用チェックを息長く根気よく行う必要がある。

④てんかん発作の頻発は、一般に精神・運動両方の機能の発達を阻害する。したがって医師に相談して可能なかぎり発作回数を減らすよう努力すること。また発作の頻発は、怠薬によっても起こるので、そういうことがないよう注意が肝要である。また家族の勝手な服薬中止でも起こりうる。そういう後での発作は、てんかん遷延・重積発作という重篤な発作症状を示すことがあるので、服薬は勝手にやめない。疑問があれば医師に問いただすこと。それから医師および医療機関を変えるときは、現在の医師に断って、なるべく受診依頼の手紙を書いてもらうこと。

⑤脳波的に見るとその発作型は脳損傷性のてんかん波形になる。

左右不対称に起こることが多い。

部分的発作から始まり、場合により二次的な汎発性発作となる。

部分発作は口のまわりから起こることが多い。

意識減損発作といい、意識消失が数秒から十数秒起こることが多い。失神発作との区別は、意識の消失と回復が意識減損発作の方がゆるやかで、多くは発作的自動症につながる。

ミオクロニー発作（広汎性の筋肉がピクン、ピクンとした形、あるいはピクンとした形）、強直発作（急に全身がそり返る）、脱力発作（姿勢を保つ筋群の緊張が失われてストンと倒れる。その間の意識は失われるが、持続時間は数秒以下と短いのが特徴）、意識減損発作、上記の発作型の複数の発作型が合併することが多い。

脳波型は、棘波、鋭波、多棘徐波複合、不規則棘徐波複合等の突発波を見ることが多い。

上記の特徴をもったものをレノックス・ガスト症候群といい、このなかに

は、乳児期にウエスト症候群を経由してきたものがある。

⑥てんかん発作重延状態（てんかん発作重積遷延状態）

てんかん発作は（大発作等）、とくに処置しなくても1〜2分で止まり、発作後の昏睡状態や朦朧状態もしばらくすれば回復する。ところがまれに発作がとまらなかったり、発作後の状態から回復するとまもなく、発作が次々にくりかえして、結局発作が何時間もつづくようなことがある。この状態をてんかん発作重延状態またはてんかん発作重積遷延状態と呼ぶ（略して重延状態という）、通常の1回かぎりのてんかん発作では、発作そのもので生命を失われることはないが、てんかん重延状態は、長びくと生命の危険にさらされる。現在ではこれに対し早期の治療により、死亡することは少なくなってきてはいるが、それでも後遺症として、身体・精神の発達後退または荒廃を遺すことがあるので重大である。

この原因としては、第1に進行性の脳病変がさらに加わったとき（脳腫瘍、代謝異常疾患の進展等）、第2に重大な電解質異常および尿毒症を生じたとき、第3が抗てんかん薬の怠薬または急激な中断のときで、実際は第3の場合がもっとも多い。よって抗てんかん薬の服薬は、医師の指示どおり規則正しく服用することと、勝手な判断で服薬を中止しないことである。

2) 精神発達遅滞（精神遅滞）[1]

知的障害として高齢者の痴呆とならぶ代表的なものである。それは生れつきに近い（周産期脳損傷）ということと人生の初期発生（これを15歳以下とするか18歳以下にするかで議論がある）ということとで痴呆と区別される。またそれは期間的にも長く（場合により終生）、質的に多くの改善・発達がないとはいえ、大部分は改善・発達の方向性をもつという意味で、痴呆とちがった面がある（この面で進行性に知的障害が悪化する先天性の代謝障害はこの障害より除外される）。

精神発達遅滞は下記の特性をもっている。

①明らかに平均以下の知的機能（個別施行における知的検査ではおよそ70またはそれ以下のIQ）。

②同時に現在の適応機能（すなわち、その文化圏でその年齢に対して期待される基準に適合する有能さ）の欠陥、または不全が以下のうち2つ以上の領域で存在。

意志伝達、自己管理、家庭生活、社会的/対人的機能、地域社会資源の活用、自律性、発揮される学習能力、仕事、余暇、健康、安全。

③発症は18歳未満である。

③の概念に従えば、子どもの時期に受傷または発症した頭部外傷、脳内血管障害による脳内出血、脳炎、髄膜炎等の後遺症としての知的障害は、いわゆる後天的精神発達遅滞児として存在しうる。脳性麻痺の概念とちがうところに注意のこと。

精神発達遅滞は、症状の重さによって分類される。それによって予後像（最終像）および処遇方式も異なる。

①軽度精神遅滞：IQレベル50〜55からおおよそ70まで

昔は軽愚ということばが使われていたが、差別用語であるので今は使われない。

このレベルは、日常生活はさしつかえない程度（要監視）に自らの身辺の事柄を処理しうるが（自立しているが、たとえば服装がだらしない程度のことはある）、抽象的な思考推理は困難または不能であって、成人に達しても知的能力は10〜12歳程度しか達しない。

②中等度精神遅滞：IQレベル35〜40から50〜55

今は使われないが、かつては痴愚ということが使われていた（差別用語）。新しい事態・場面の変化に適応する能力に乏しく、他人の助けにより、ようやく自己の身辺の事柄が処理しうる（部分的介助レベル）。ただし習慣的になっ

た事柄は自立。成人になっても知的年齢は6〜7歳程度にしか達しえない。

③ ⎰ 重度精神遅滞：IQレベル20〜25から35〜40
　⎱ 最重度精神遅滞：IQレベル20〜25以下

言語はほとんど有せず、またあってごくわずかで、自他の意志の交換、および環境への適応が困難であって、衣食住などの日常的基本生活についてもたえず保護を必要とし、成人になってもまったく自立困難なもの（部分的全介助──→全介助レベル）

このレベルでは、部分介助（たとえば手びき歩行可能）か、全介助レベルかによって重度か最重度かに分かれる。

3）　行動異常

①自閉症：自閉症は、現在は精神発達遅滞と同じく、広汎性の精神発達障害の一つとして認められ、一つの疾患単位、いわゆる自閉症ではなく──いわゆるimpairmentとして──認識されている。

自閉症の定義はアメリカ精神医学会のDSM-Ⅳの定義が適用される。

定　義

A：以下の(1)(2)(3)から合計6つからまたはそれ以上の項目をふくむ。

(1) 対人的な相互反応における質的な障害で、以下の少なくとも2つによって、明らかになる。

a) 目と目で見つめ合う。顔の表情、体の姿勢、身ぶりなど対人相互反応を調節する非言語性行動の使用の著明な現象がある。

b) 発達の水準（いわゆる暦年齢または精神年齢）に相応した仲間関係をつくることをしない。

c) 楽しみ、興味、成しとげたものを他人と共有すること（例：興味あるものを見せる、もってくる、指さす）を自発的に求めることをしない。

d) 対人的または情緒的相互性がない。

(2) 以下のうち少なくとも1つによって示される意志伝達の質的な失敗があ

る。

　a) 話しことばの発達の遅れ、または完全欠乏（身ぶりや、物まねのような代わりの意志伝達の仕方により補おうとする努力をともなわない）がある。

　b) 十分会話のある者でも、他人と会話を開始し、継続する能力の著明な障害がある。

　c) 常同的で反復的なことばの使用、または独特なことばがある。

　d) 発達水準に相応した変化に富んだ自発的なごっこ遊びや社会性をもった物まね遊びの欠如がある。

(3) 行動、興味、および活動の限局され、反復的で常同的な様式で以下の1つによって明らかとなる。

　a) 強度または対象に異常なほど限局された1つのまたはいくつかの興味だけに熱中する。

　b) 特定の機能的でない習慣や儀式ににかたくなにこだわる。

　c) 常同的で反復的な衒奇的運動（たとえば手や指をぱたぱたさせたり、ねじまげたりする。または複雑な全身的な動き）をする。

　d) 物体の一部に持続的に熱中する。

　B：3歳以前に始まる以下の領域における、少なくとも1つにおける機能の遅れまたは異常を除く。

　(1)対人的相互交渉、(2)対人的意志伝達に用いられることば、(3)象徴的または想像遊び

　C：この障害はレット症候群、または小児崩壊性障害（たとえば先天性代謝障害など）でうまく説明できない。

註：以上の説明でのB段階の子どもをわれわれは自閉傾向ありとしているが、自閉症そのものでない。しかしこれらは数的には多い。自閉症の行動異常は痴呆のそれと比べると、人格崩壊にもとづく活動的動作の部分が大きくないところに注目される。それらの部分は、注意力集中障害にもとづく多動児として区別されるべきであろう。

②アスペルガー障害（Asperger's disorder）

A：以下のうち少なくとも2つに示される対人的相互作用の質的な障害

(1) 目と目で見つめあう、顔の表情、体の姿勢、身ぶりなど、対人的相互反応を調節する多彩な非言語性行動の使用の著明な障害

(2) 発達の水準に相応した仲間関係をつくることの失敗

(3) 楽しみ、興味、なしとげたものを他人と共有することを自発的にもとめることの欠如（たとえば、他の人たちに興味あるものを見せる。もってくる、指をさす等）

(4) 対人的、または情緒的相互性の欠如

B：行動、興味および活動の限局され反復的で常同的な様式で以下の少なくても1つによって明らかとなる。

(1) その強度または対象において、異常なほど常同的で限局された型の1つまたはそれ以上の興味だけに熱中すること

(2) 特定の機能的でない習慣や儀式にかたくなにこだわるのが明らかである

(3) 常同的で反復的な衒奇的運動（たとえば手や指をぱたぱたさせたりねじまげる。または複雑な全身の動き）

(4) 物体の一部に持続的に熱中する

C：その障害は社会的、職業的、または他の重要な領域における機能の臨床的にいちじるしい障害をひき起こしている。

D：臨床的にいちじるしい言語の遅れがない（たとえば、2歳までに単語を用い、3歳までに意志伝達的な句を用いる）。

E：認知の発達、年齢に相応した自己管理能力（対人関係以外の）適応行動および小児期における環境への好奇心などについて臨床的に明らかな遅れがない。

F：他の特定の広汎性発達障害または精神分裂病の基準を満たさない。

◎自閉症およびアスペルガー障害のうち早期に診断されたものは、個別的早

期療育の対象となる。

6 脳性麻痺・脳原性運動障害に対する療育

(1) 脳性麻痺と脳原性運動障害

脳原性運動障害とは脳性麻痺と同じく頭蓋腔内の臓器、すなわち脳の侵襲によってなんらかの器質的侵襲を受けた場合の随意運動障害（すなわち麻痺）を指すことばであるが、脳性麻痺の定義によって除外された部分に対して脳性麻痺を包含しつつつけられた名称である。

（脳性麻痺の定義には遺伝的疾患（先天的代謝異常）、染色体の異常にもとづく疾患、進行性変性疾患（大部分は遺伝）、生後28日以降の脳損傷にもとづく後遺症、原因のはっきりしない奇形症候群等は除外してある）。

これらの疾患は人生の初期に療養機関外来を訪れる。厳格な診断名は専門家および検査手段の揃っている大学病院・大病院でつけてもらう以外ないが、処遇面となると大病院であってもむずかしく、近くの療育機関を紹介するのをつねとする。そして、それはそれでよいのであるが、紹介された側の療育機関は同じく人生初期の未熟な脳に侵襲を受けた後の麻痺として、脳性麻痺と同じ処遇をする。

それゆえ、脳性麻痺に対する療育といった場合には、これら脳原性運動障害児の療育と同義語となるので療育ということばを両者に同じく適用する。

ただしその場合は、脳性麻痺に多く見られる重複障害は脳原性運動障害児にも同じくあるとする。

ただこまかな部分では差異があるので、それは個々症例の個別の問題として扱う。

(2) 脳性麻痺の治療と療育

脳性麻痺では治療ということばを、病変を招来した身体組織・器官をふたた

び正常な機能・状態に復帰させるという意味にとるならば、そのような治療法は存在しない（脳性麻痺を障害名としてとらえる理由でもある）。脳性麻痺の治療ということばは正しくは療育すなわち子どものリハビリテーションと解すべきであろう。

(3) 運動機能の発達と知的機能の発達との関連

リハビリテーション医学は、運動機能障害とそれに付加した症状に対しての医療的対応を指すが、発達という観点から見れば、運動発達と精神発達は密接不可分の関係にある。リハビリテーション医学の重要ポイントは、患者自身の自発性を誘発し、やる気をもって運動訓練に取り組み、励むというところであるが、それは子どもであれば知的発達によって誘発される。そうでなくとも、ヒトは一歳半まではピアジェのいう感覚・運動期発達を行うのであって、この両者は未分離である。それゆえ、発達障害のある子どもの早期訓練にあたっては、将来的には知的障害になる子どももふくまれているということは当然なことかもしれない。

療育ということばは、上に説明したように現在ではただ単に運動機能障害のある子どもだけではなく、障害のある子どもすべてを対象としていると解してよいと思う。すなわち、子どものリハビリテーションと解すべきである。

(4) 療育ということばを実際としてとらえたときの難解さについて

療育を体の不自由のある子どもへの実際的な処遇方法としてとらえたときのむずかしさは、その問題の内包している複雑多岐にわたる内容にあると思う。それは実際に対応している職員をして混乱におとしいれる。その混乱から脱けだすためにはどうしてこの問題が難解なのか分析し解析する必要がある。

①子どもは成熟したおとなとちがって日々発育という変化をする。したがってその発育・発達のしかたによって、処遇方法の重点がちがってしまう。たと

えば、リハビリテーション医学にとって大切な日常生活動作評価でさえ、この年齢抜きで評価できない。そして運動機能の評価というよりも、知的発達をふくめた発達全体を評価することとなる。処遇となれば評価することよりもより大きな困難さがあると思われるのでこの意味はたとえようもないほど大きい。

②脳性麻痺をふくむ脳原性運動機能障害は、未熟な脳への侵襲・損傷による姿勢調整能の発達阻害および歪曲化による随意運動障害ということで成人のもっている運動麻痺とまったくちがうむずかしさと奥行きがある。

しかも姿勢調整能の発達を前提とする運動発達には子ども自体の多くの体験と行為の試行錯誤という経過が必要であるが、脳損傷児は人生の始めからそれが阻害されているので二重にも三重にも発達にとって条件が悪いと思われる。

③脳損傷でひき起こされた障害は中枢神経麻痺であって、それによって起こされた運動麻痺はもともとの損傷部位の局在と大きさによって現在の科学・医学をもってしてもおのずと限界がある。そのことを考慮にいれて療育を考えないと現実味のない療育になってしまう。ここに故廿楽博士の掲げた"療育の目標"ということばの意味がある。すなわち博士は脳性麻痺の場合、軽症児の場合はその目標を社会的自立に向けて行い、中等度症の場合は社会的参加を目標にして行い、重度重症児には発達保障を目標にして行うと提唱されたがまさに至言である。

この場合脳性麻痺の病型と見比べて考えると軽症児とは、パラプレジア型およびダイプレジア型痙麻痺とアテトーゼ型軽症の子どもを指している。中等度の子どもとは四肢痙直型軽度〜中等度およびアテトーゼ型中等度の子どもを指している。重度・重症度のの子どもは四肢痙直型重度とアテトーゼ型重度の子どもと知的障害などの種々の重複をともなっている子どもと解される。

④脳性麻痺のように長期または生涯にわたって障害がある子どもの療育にはどうしても病態または発達の程度とからみあわせて戦略的観点が必要となる。

脳原性運動機能障害児の周産期には多くの場合、救命目的で濃厚な医療が行

われている。そして救命目的が達成されたあとにも、摂食に経管チューブを使ったり呼吸確保に気管カニューレが使われたりしている。そして虚弱性をともなうことがある。その場合の戦略的観点とは、

　a. 生命の維持と健康への育成、そして種々の管の抜去をはかり、その後の安全確認を行う。
　　　↓
　b. 情緒の安定（安全確保と安らぎの保障）とよい対人関係確立（つねにいる保護者への信頼感と親愛感）
　　　↓
　c. 感覚機能および姿勢調整能の発達促進（ホーム・ハンドリング）
　　　↓
　d. コミュニケーションの習得と拡充、言語による表現手段の獲得
　　　↓
　e. 上肢使用による基本的生活習慣の育成と確立、同時に運動能力、知的能力の発達促進
　　　↓
　f. 身辺自立と移動手段の確立
　　　↓
　g. 知的発達促進により自我と自己区別がわかるようにする。遊びが大切
　　　↓
　h. 社会的ルールが身につくようにする
　　　↓
　i. 組織立った知的育成

　この場合脳性麻痺児にとって困難で出来がたいことがらは何かということを常識的に知っておく必要がある。

　私は3つあると思う。その第1が体重をかけての移動（この場合歩行だけで

はなく四つんばいによる移動もふくむ)、第2が複雑な言語機構を使っての発語と摂食動作、第3が上肢の動作（手先を使っての巧緻動作のみならず、物へ手先を届かせるリーチ動作をふくむ）である。

次に脳性麻痺でよく見られる筋緊張の異常の原因は何かということである。

昔は単純に原始的姿勢反応の異常の影響のみが注目されていたが、今は単にそれだけではなく、呼吸機能の異常すなわち呼吸困難がそれに関与しているらしいこともわかってきた。

そしてもう1つ、子どもの知的発達につれて5～6歳以降は、子ども自身の活動への意欲というものが心理的緊張をもたらし、それが筋トーヌスへの影響をもたらしている。

呼吸困難についてであるが、脳性麻痺児のうち上部体幹への麻痺があるもの、つまり四肢麻痺児は呼吸がスムースにいかない。その原因の(1)は気道の狭窄で起こる。(2)は体幹の不対称、過剰屈曲・伸長による肺活量の減少で、(3)はずばり呼吸運動リズムの乱れである。

呼吸リズムの調整は人工呼吸法または麻酔器（人工呼吸器）による呼吸管理等で修正されるが、これは医師および理学療法士が行う医療行為ということになろう。医師または理学療法士でない人が行うとすれば(1)と(2)に対するものとなるが、これはすなわちハンドリング手技の基本手技そのものにふくまれる。

⑤次に脳性麻痺児の動作困難には、代替手段（たとえば座位困難児に早期にプロンボードなどを使って立位垂直姿勢をとらせるのもその1つ）、補助手段（座位保持装置、SRC ウォーカー、車いす、電動車いす、トーキングエイドなど）を積極的に使うのにやぶさかであってはならない。その理由は過剰な心理的緊張を防ぎ、心理的リラックスのもとによい筋トーヌスをえるにもっとも確実で安易な方法だからである。もちろんその使用過程で子どもの機能的改善がえられれば、それらを段階的に除去してより高度の運動訓練にもどす。

⑥リハビリテーション医療を医療と考えるならば、その医療行為に時間的区

切りをつけるのは当然であるが、療育はそれほど厳格に考えなくてもある期間を区切ってリハビリテーションの医療的な部門から教育的、社会的部門へその療育主体を移行させるのは大切と思う。その意味でのリハビリテーション器具の活用とエレクトロニクス器具活用による早期の自立化、自律化に努力をはらうべきである。

⑦子どもの症状が重ければ重いほど、こまかな場面でのポジショニング、ハンドリング、介助の方法、リハビリテーション器具など使用の工夫をする必要がある。

そうでないと子ども（障害児）の生活をいい形で形づくることができない。その場面とはたとえば、a)抱き方、b)食事の介助、c)寝かせ方、d)衣服の着脱、e)ひとり遊び、f)テレビを見るとき、g)移動の仕方、h)入浴のさせ方、i)トイレの介助、j)学校での場面、k)コミニケーションおよび意志表現の仕方などである（ポジショニング、ハンドリング手技については第4章において概説する）。

以上のように脳性麻痺の療育を処遇方法としてとらえたとき、現在まで一つの確とした方法がなく個々の例で方法をたてるのが実情である。

上記の項目を考慮しつつ、療育者は専門的知恵、技能を生かして会議方式で処遇方式を決定し、保護者を含めて共同一致して療育するのが一番正しい方式といえる。

第2節　重症心身障害

I　定義と実際

重症心身障害は、その運動機能障害だけを考えれば、明らかに最重度の脳性麻痺と考えられる。脳性麻痺の定義を考え、その除外された部分の疾患も重症心身障害は包含していると考えるならば、重症心身障害の運動機能障害とは、

脳原性運動機能障害児の最重度と考えた方が正しいのかも知れない。

　一方精神発達遅滞という障害の方から考えれば、現在のIQ 50以下の精神発達児は、その原因のほとんどが、脳器質性損傷にあると考えても間違いないと思われる。したがってIQ 25〜20以下の精神遅滞児の脳損傷はその程度が強いものと考えられる。これらの子どもは当然精神面で全介助レベルにあるが、脳損傷の程度が強ければ、当然精神面だけでなく身体面の障害にも強い影響を及ぼしている——すなわち重い運動機能障害があって当然という考えも成立する。つまり脳損傷が強く広汎であれば、運動機能障害も精神機能障害も重症化しうる。そしてそれが重症心身障害といえる。

　定義としては、最重度肢体不自由と最重度精神薄弱が重複したもので**表7**の1群に相当するもの（なお2、3、4群は準重症心身として重症心身障害児施設に入園できる）。

　重症心身障害は、ただ単に最重度肢体不自由＋最重度精神薄弱だけでなくさらに多くの重複障害をもっている可能性が高い（たとえば、視覚異常、聴覚異常）。なかでも摂食障害等内科的虚弱性をもっているものがほとんどと思われる。したがって常時医療的ケアを必要とする者が多い。常時医療的ケアを必要

表7　重症心身障害の概念表

					IQ
25	24	23	22	21	85
					75
20	13	14	15	16	50
19	12	7	8	9	35
18	11	6	4	3	20
17	10	5	2	1	0
自由に走れる	ひとりで歩く	障害はあるが（器具、補助具を使用して）歩ける	坐れる	寝たきり	↑知能指数

→運動機能

とする者（1日に6回以上の頻回喀痰吸引を必要とする者）を超重度障害児と呼び濃厚医療を必要とする。IQ 20以下であれば当然言語をもちえない。

　重症心身障害児のうちには、CTおよびMRI等の所見で脳損傷の状態が強く、年齢が高くなっても、その状態が不変、継続しかつ発達および発育が停止したものを失脳状態と表現する。これは成人の植物状態と同じと考えられる。

　失脳状態にある重症心身障害児は、目的運動（随意運動）を示さず、定頚を示さない。筋トーヌスは痙性であるが一見弛緩状態にある。背臥位におくと両下肢の交叉した状態が見られる（両股関節内転位）。ほとんど全例にてんかん発作が見られる。眼は動く物に対して追視を行わない。外来の刺激——それが疼痛刺激であれば逃避反射はあるが、それにともなう感情表出がない。自律神経症状として、流涎、喘息様発作、無呼吸状態の出現、発汗異常等が見られる。原始反射はかえって見られない。意識状態は朦朧とした感じで、睡眠と覚醒とのちがいが、外から判断できない。。摂食に関しては経管栄養がほとんど等の症状を示す。

2　重度運動機能障害に見られる胃・食道逆流現象について

　健常であれば、胃に入った内容物が上部（末梢）にある食道に逆流することはない。それは横隔膜後部（食道下部）にある胃の噴門の筋群によって逆流防止が行われているからである。ところが、子どもの重度脳原性運動機能障害児のなかには、この作用が弱く、胃の内容物が食道に逆流して上部にいたり、さらに喉頭・声門により、気管・肺に入り誤えん性肺炎を起こす者がいる。この状態は、①寝たきり状態で起きやすい、②運動機能が重たくても、知能の良い子に多い、おそらく精神面のストレスのためであろう。③異常の筋緊張亢進している子どもに多い。これは精神面のストレスでも起こる。また疼痛、不調不良でも起こる。④体幹変形、とくに側彎の強い子に多い、⑤咳、嘔吐等も誘因になりうる。

対策として考えられるのは、

①まず異常の筋緊張を抑制するための姿勢のコントロールと呼吸訓練が大切で、理学療法士の治療およびその指導によって介護する者が行う必要がある。

②異常の筋緊張亢進に対して薬物療法、さらに痛みがともなえば鎮痛薬も必要となる。

③心理的ストレスに対しては、心理の専門家による心理療法が必要になる。

④こういう子どもは、消化管に空気を呑みこむ呑気現象があるので、呑気現象除去も大切となる。

こういう保存療法でも改善しない場合、医師により下記療法が段階的に行われる。

a）濃厚で栄養のある液状食物の少量頻回投与
b）経鼻・空腸カテーテル栄養（カテーテルを胃を経由して空腸まで通す）
c）中心静脈栄養法＋外科的に胃瘻を造設する。

c）の術後はなるべく早く中心静脈栄養法をはずして、胃瘻からのみ食物を与える。それにより筋緊張亢進状態が除去でき、安寧によりストレス除去ができれば、瘻孔を閉じふたたび経口食物少量頻頻回投与となる。

第3節　かならずしも運動機能障害を主徴としないが療育上重要な疾病と impairment

1　ダウン症

21番染色体の過剰が原因とされるが、少数に異型、すなわち転座型（5％）とモザイク型（2％）がある。トリソミー型（21番染色体過剰）とモザイク型には遺伝性はない（転座型は遺伝性がある）。罹患率は1000人に1人で、障害をきたす疾患のなかでは多い部類に属する。

◎症　状

扁平な後頭部、眼裂斜上、内眼角ぜいひ、低い鼻根、小耳症、巨舌、歯列不整、短頸、短い四肢、第5指短縮と彎曲、腹部膨隆、臍ヘルニア、小陰茎等の小奇形を見る。知的発達障害は必発で、程度は大部分が中程度、一部重度。知的障害に比して対人関係、社会成熟度はよい。てんかん合併率も低い。ただしIQは年長になるにつれて低下する傾向がある。そのほかに皮膚紋理に異常がある。指紋の尺側蹄状紋増加、軸三叉高位、猿線、第5指単一屈曲線、母趾球部の脛側弓状紋などがある。また合併症としては、心血管奇型が50%に、消化管奇形が20%に見られる。急性白血病の合併も多い。脊柱では第1～第2頸椎間関節の亜脱臼が見られることがある。また本症には早老現象が見られるのが特徴的である。本症に対しては根本的治療法はない。すべて対症的に行い（療育的に行い）、心奇形に対してのみ手術の対象となる。知的発達障害に対しては、個別的早期療育の対象となる。年長児の処遇は専門書参照の上、それに従うこと。なお転座型の本症では遺伝性があるので、遺伝相談の対象ともなる。その意味で本症の原因探求は重要とされる。

2　注意欠陥/多動性症候群

A　(1)か(2)のどちらかである。

(1) 以下の不注意の症状のうち、6つまたはそれ以上が6カ月以上続き、その程度が不適応的で、発達の水準に達しないもの。

ア）　学業、仕事またはその他の活動において、しばしば綿密に注意することができない。または不注意なあやまちをおかす。

イ）　課題または遊びの活動で注意を持続することがしばしば困難である。

ウ）　直接話しかけられたときにしばしば聞いていないように見える。

エ）　しばしば指示に従えず、学業、用事、または職場での義務をやりとげることができない（これは反抗的な行動または指示を理解できないためでなくて）。

オ）課題や活動を順序だてることがしばしば困難である。
カ）（学業や宿題のような）精神的努力の持続を要する課題に従事することを避けるか、嫌ったりまたはいやいや行う。
キ）（たとえば、おもちゃ、学校の宿題、鉛筆、本、道具など）課題や活動に必要なものをしばしばなくす。
ク）しばしば、他からの刺激によって、たやすく注意がそらされる。
ケ）しばしば毎日の活動を忘れてしまう。
(2) 以下の多動性―衝動性の症状のうち6つまたはそれ以上が6カ月以上持続したことがあり、その程度は不適応で発達水準に達しないもの。

多動性：
ア）しばしば手足をそわそわと動かし、またはいすの上でもじもじする。
イ）しばしば、教室やその他席に座っていることが必要とされる状況で席に座っていることが必要とされる状況で席をはなれる。
ウ）しばしば不適切な状況でよけいに走りまわったり、高い所へのぼったりする（成人では落着かない感じの自覚のみにかぎられるかもしれない）。
エ）しばしば静かに遊んだり、余暇活動につくことができない。
オ）しばしば「じっとしていられない」、または「まるでエンジンで動かされているように」行動する。
カ）しばしば、しゃべりすぎる。

衝動性：
キ）しばしば質問が終わる前に答えてしまう。
ク）しばしば順番を待つことが困難である。
ケ）しばしば、会話やゲームなどで他人を妨害し、邪魔をする。

B　多動性―衝動性または不注意の症状のいくつかが7歳未満に存在し、障害をひき起こしている。

C　これらの障害が学校と家庭、仕事と家庭等、2つ以上の状況において存

在する。

　D　社会的、学業的または職業的機能において、臨床的にいちじるしい障害が存在するという明確な証拠が存在しなければならない。

　E　その症状は、広汎性発達障害、精神分裂病またはその他の精神病障害の経過中にのみ起こるものではなく、他の精神疾患でうまく説明されない。

　◎この impairment に対して早期に診断されたものであれば、個別的早期療育の対象となる。

　年長児または成人では精神的カウンセリングが必要だろう。なおこの疾患および症状の亢進期に対しては、効果的薬物療法があるので、つねに児童精神科医または精神科医との接触が大切となる。

3　レット障害（Rett's disorder）

　A　以下のすべて
（1）明らかに正常な胎性期および周産期の発達
（2）明らかに正常な生後5カ月間の精神運動発達
（3）出産時の正常な頭囲
　B　正常な発達の期間の後に、以下のすべてが発症すること。
（1）生後5カ月から48カ月の間に頭部の成長の減速
（2）生後5カ月から30カ月の間にそれまで獲得した合目的的な手の機能の喪失があり、その後常同的な手の動きが発現する（例：手を堅く握る。手を洗うような運動）
（3）経過の早期に対人関係をもつことの消失（後には、しばしば対人相互作用が発達するが）
（4）協調の悪い歩行と軀幹の動きの所見
（5）重症な精神運動発達制止（停止）をともなう。重篤な表出性および受容性の言語発達障害

第4節　脊髄損傷

1　外傷に限局されない脊髄損傷

　外傷に限局されない脊髄損傷にはじつは不完全麻痺の方が多い。そしてそれらのなかには、重要な疾患が数多くふくまれ、障害（impairment）としても重要なものがある。ここではそれらについて疾患名だけをあげておく。

　①後縦靱帯骨化症（高齢者重要疾患）
　②脊椎管狭窄症（高齢者重要疾患）
　③二分脊椎（子どもの重要疾患→次節でとりあげる）
　④脊髄腫瘍後遺症（子どもに多い）
　⑤脊椎カリエス（結核性脊椎炎→子どもに多い。過去では多かったが、今ではむしろまれ）
　⑥脊髄空洞症（症状は各年代で現れる。先天性）

2　外傷性脊髄損傷

　外傷に限局された脊髄損傷でも、外力の大きさ、損傷部位、個体側の抵抗力で不（完）全麻痺になるものが数多くあるが、一応ここでは完全損傷による典型的症状について述べる。不全麻痺はその症状の程度の軽いものと考えればよい。

　外傷的原因で脊髄が損傷されたものをふつう脊髄損傷と呼ぶが、この場合多くは、前方にある脊椎骨の骨折および脱臼をともなうことがある。侵された脊髄髄節以下の運動麻痺および知覚脱失とさらに膀胱直腸障害をともなう。そして侵された部位、程度により多彩な二次的症状が加重する。

　頚髄損傷は完全麻痺となると上肢と下肢の麻痺、すなわち四肢麻痺となる。胸腰髄損傷は完全麻痺となると上肢の麻痺はまぬがれるが、体幹より下部の麻

痺、すなわち下肢麻痺となる。頚髄損傷でも頚よりも上部の部分の麻痺はない。また知的障害をともなわないのがふつうである。ただし頭部外傷をともなえば別の話となる。

外傷性脊髄損傷の原因としては、強力な外力が考えられる。交通事故、高所よりの転落、激しいスポーツ等である。当然男性に多い。発生率は多めに見て百万人あたり40～50人で好発部位は第5～第6頚髄、および胸腰椎移行部（第12胸髄と第1腰髄）で、後者は骨傷をともなっての脊髄損傷が多い。そして頚髄損傷の方が胸髄以下の脊髄損傷よりも3倍多い。

脊髄の局部の病態は、大きく①振とう、②圧迫、③挫傷の3つが考えられるが、完全麻痺となるものは、大部分③の挫傷による。脊髄挫傷は一時的に脊髄の機械的破壊と脊髄内出血を起こし、二次的には脊髄内実質の障害により浮腫、代謝障害、生化学障害（活性酸素などの出現など）を起こし、破壊を強め、壊死状態となる。

(I) disease（医療管理期）としての脊髄損傷

受傷部位（脊髄高位）によってちがうが、頚髄損傷では重篤な呼吸障害を起こし、呼吸管理（気管切開＋人工呼吸器・呼吸管理＋酸素の人工投与による）による救命医療が一義的となる。脊椎骨脱臼・骨折をともなえば、クラッチフィールド頭蓋骨直達牽引器等により漸増的重錘牽引により整復をはかる。一過性に麻痺性イレウスを起こしているので消化管対策（絶食・中心静脈栄養・経静脈輸液）も大切となる。また一過性に尿閉を起こしているので導尿等でそれに対する対策も大切となる。運動麻痺は、受傷直後から2～3カ月間は弛緩性麻痺、その後痙性麻痺に変わる。関節の拘縮も起こしやすい。この点で、ベッド上での早期リハビリテーションも大切となる。この時期は褥創も作りやすいので体位交換対策も重要である。さらに脊椎骨骨傷に対しては、不安定性があれば時期を見ての脊椎骨固定術も必要になってくる。

(2) impairment としての脊髄損傷

大きく頚髄損傷としての四肢麻痺と胸腰髄損傷としての下肢麻痺とに分けて考えると覚えやすい。頚髄損傷は四肢麻痺としてその日常生活動作介助は初期は全介助とならざるをえない。それほど impairment は重いが、長期に見ていくと不全麻痺として少しずつ回復してくる部分があるので、医療および介護に十分つくすべきであろう。

① 頚髄損傷

1) 症状

全例が四肢麻痺である。脊髄の侵された高位により、上肢の麻痺の様子が微妙にちがい、上肢の動く部分と知覚異常部位により逆に脊髄損傷高位が分かる。

なんらかの呼吸不全症候と体幹の運動不全をともなう。

神経因性膀胱障害は核上性で2～3カ月たつと反射性膀胱となる。

非常に褥創ができやすい。

また異所性化骨もできやすい。膀胱結石もできやすい。

起立性低血圧等の自律神経反射過敏があるので、訓練等は愛護的に段階的に行う必要がある。

2) 日常生活動作と頚髄損傷

a) 第4頚髄よりの上位の頚髄損傷では、人工的呼吸管理を行わないかぎり、自然状態での生存不能。

b) 頚髄損傷では全例なんらかの呼吸不全状態があり、上位にいけばいくほどその程度は強くなる。しかし第5頚髄以下の脊髄損傷であれば、時間がたてば気管カニューレがとれるのがふつう。

c) 第4頚髄損傷では両上肢は動かすことはまったく不能で全介助レベルとなる。ただし、顔面筋は健常（咀嚼・嚥下機能は健常）で頚の運動および肩すくめ、肩甲骨挙上は可能である。気管カニューレ（最近では発語可能のものも

ある）をしていると、ふつうは発語はできないが、知能障害がないので、言語了解はまったく正常と考えてよい。

　d）第5頚髄損傷は肩関節と肘関節は屈曲可能。その動作を使っての電動車いす動作は可であるが、移乗動作をふくめ日常生活動作全介助となる。

　e）第6頚髄損傷：上記に加えて、手関節背屈可能。スプリント、自助具を使っての食事可、しかし実用的には食事をふくめ大部分全介助。実質的には移動は電動車いすを使っての移動であろうが、訓練では特殊な車いすを使っての自力での移動訓練を行うべきだろう。

　f）第7頚髄および第8頚髄損傷：プッシュアップ動作（図4）が実用化し、ベッドから車いすへの水平移動がどうにか可能となる。それとともに日常生活動作の自立部分が増える。ただし入浴等、部分介助の部分が一部存在する。坐位は側方への転倒を防ぐための側板等が必要で、畳の上での坐位は困難である。特殊な自助具使用またはしで食事等は自立可能。

②胸髄以下の脊髄損傷

1）　症状

　上肢の使用は全例可能であるが、胸髄損傷では体幹筋（上部からの）麻痺により体幹保持不安定と軽度呼吸不全症候をともなう。全例核上型の神経因性膀胱で、排尿は特殊な反射ポイントを使っての反射性排尿となる。上肢がきくので排尿は自立は可能となる。排便は薬剤等の使用のもとに、便所での排便も可

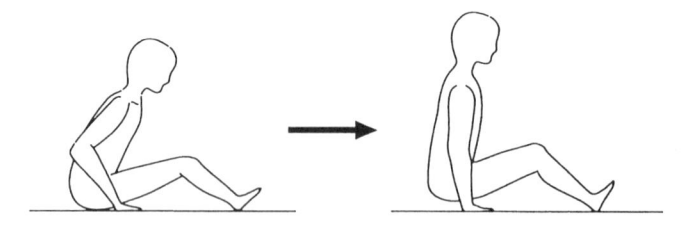

坐位で両肘関節を伸展させることにより腰を浮かす。
図4　プッシュ・アップ動作

能であるが、このときも坐位安定度が物をいう。

2) 胸髄以下の脊髄損傷と日常生活動作

a) 第1胸髄損傷：上肢は使えるようになるが、体幹の安定性を欠き、なお拇指の麻痺が残るため、ボタン類の操作はまだ困難である。入浴は車いす上でのシャワー方式では独力で可能であるが、日本式入浴では介助を必要とする。車いすからベッドへの水平移動には若干努力を要する。

b) 第6胸髄損傷：上肢使用は完全となるが、プッシュアップ動作（図4）にいまだ筋力が十分でなく、車いす操作の高度テクニック（前輪持ち上げ等）がむずかしい。坐位バランスもまだ完全でない。しかし訓練により身障者用自動車運転可能となる。日常生活動作は、車いす構造、トイレ構造、家屋構造、建物構造に改造を加えれば、ほぼ自立している。

c) 第12胸髄損傷：この高位での脊髄損傷では、車いすを活用しての日常生活動作は完全自立している。移乗等も完全にできる。大規模な補装具を使ってのクラッチ移動可能ではあるが実用的ではない。

d) 第4腰髄脊髄損傷：この高位での脊髄損傷は、長下肢装具を使ってのクラッチ移動が可能になり、実用的にも使えるようになるので、移動動作をふくめ日常生活動作は完全自立している。

③脊髄損傷の impairment 余録

脊髄損傷患者の排尿感は自律神経反射で察知する。脊髄損傷部位は、多くは膀胱排尿筋を支配しているところの第2～第4仙髄にある排尿中枢よりも上位にあるため核上性の損傷といわれる。核上性の損傷は、受傷後9～24週たつと反射的に排尿可能となる。このとき排尿可能にするためには、反射を誘発する部位の刺激が必要となる（多くは膀胱上皮膚のマッサージまたは叩打）、この部位をトリガーポイントという（トリガーポイントはふつうは膀胱直上部の皮膚にあるがまれには会陰部や仙骨部にあることもある）。このときの排尿感は自律神経反射により察知するが、そのとき自律神経過緊張反射があるとスムー

ズにいかず導尿を必要とする。また膀胱に炎症および結石等があってもスムーズにいかない。

　脊髄損傷患者の膀胱訓練がスムーズにいくかいかないかは、受傷直後（急性期）の尿閉期に排尿管理が適正に行われたか否かによる。受傷直後より、膀胱排尿筋の過緊張を防ぐ、一定のリズムで排尿習慣をつける、尿路感染を予防し、尿道粘膜を損傷しないように気をつける、また持続的カテーテル導尿より、無菌的間歇導尿法の方が好ましい。

　いずれにせよ、脊髄損傷者は、急性期、慢性期、持続期とも泌尿器科医による専門的治療、検査および指導を必要とする。

　脊髄損傷者は、とにかく車いす上での坐位姿勢をとる機会が多くなるので、仙骨部褥創に気をつけなければならない。入浴はその部位の異常を介護者（もちろん本人にも）に気づかせる大事な機会となるので、毎日入浴が好ましい。本人もまた手鏡等を使って丹念に観察すべきである。異常があれば隠さずに介護者に見てもらうこと。

　ちなみに褥創は、脊髄患者の70％に発生している。褥創予防にはそのほかにも、陰部、会陰部の清潔、乾燥保持等が大切となる。

第5節　二分脊椎（髄膜・脊髄瘤をともなう二分脊椎）

I　発生原因

　二分脊椎は、先天性の脊髄損傷として、外傷性脊髄損傷と同じような問題をもっているが、それとちがった問題とがある。ちがった面は生下時、脊髄瘤（図5）をともなって生れて来、それに対する外科処置が救急に必要なことと（放置すれば、乳児期死亡はまぬがれない）、脊髄損傷による神経因性膀胱の様相が微妙にちがい、その取り扱いに専門的指導を必要とすることなどである。

　二分脊椎は、胎生期の脊椎および脊髄の形成不全で起こる（遺伝的疾患でも

染色体異常でもない)。胎生期において、脊椎椎弓は左右別々に出来て、それが成熟すると正中で癒合する。この左右の椎弓に癒合不全が起こると、二分脊椎となる。そしてその披裂がいちじるしいと脊髄が被膜である髄膜とともに脱出しヘルニアになることがある(髄膜・脊髄瘤ヘルニアをともなわない二分脊椎を潜在性二分脊椎という)。そういう場合は、かならず脊髄自体の形成不全、すなわち脊髄損傷をともなっている。

　日本で見られる子どもの髄膜・脊髄瘤の好発部位は、第1仙椎と第5腰椎とである。原因は不明であるが、妊娠初期になんらかの催奇形物質が脊椎・脊髄形成に抑制的な悪影響を及ぼした結果と推定される。日本での発生率は比較的少ないが(統計は不明、おそらく1万人に1人以下)、欧米での発生率は高い(0.7～0.3%くらい)。欧米では、頸椎部、胸椎部での脊髄・髄膜瘤もかなりあ

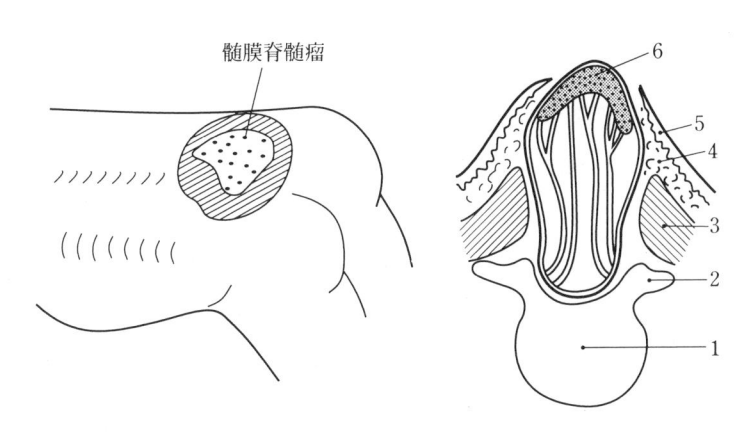

a　生下時新生児の背中に見られる髄膜脊髄瘤

b　髄膜脊髄瘤膜式図
　1；脊髄椎体
　2；横突起
　3；背筋
　4；皮下組織
　5；皮膚
　6；髄膜脊髄瘤

図5　髄膜脊髄瘤腫(二分脊椎)

るようであるが、日本では先述した第1仙椎・第5腰椎以外はほとんど見られない。

　二分脊椎は、近年の周産期医療および小児外科医療の普及により、延命可能となり、さらに早期、脳室・腹腔シャント手術により知的障害もなく成長し、比較的運動機能障害が軽い分、社会的自立可能となった障害で、医学の進歩を示す実例として喜ばしいことである。ただしその社会的自立の際（普通校就学でも問題となる）、はっきりいって、おしめ使用の形では、尿臭のため対人関係に問題を起こすようである。その尿臭を消すよい手段として（医学的にもよい）間歇的導尿法が使われる。

2　症　　状

(1) 出生時に、背部に髄膜・脊髄瘤（図5）を見る。その場合、瘤直上の皮膚の損傷および欠損を見、ただちに外科的に閉鎖しないと局部の感染から脊髄腔→脳室にいたり、感染性の脳・脊髄髄膜炎となり死の危険が大である。また閉鎖術を行っても、脊髄髄膜の感染により、脳脊髄液の過剰産出による脳室拡大を遺残することが多い。この脳室拡大に対して脳室腹膜シャント術が同時に行われるか、または時間をおいて行われることが多い。この脳室拡大を放置すると、知的発達障害を残す。

(2) 損傷された脊髄髄節（この場合は腰髄下部、仙髄）以下の弛緩性麻痺と知覚異常または脱失。この場合、損傷された脊髄髄節高位によっての筋力アンバランスによる特有の下肢変形と、ときに股関節脱臼を遺す。

(3) 侵された脊髄髄節以下に生じる腱反射低下または欠損、皮膚反射の低下または欠損

(4) 二分脊椎は、仙髄損傷をともなうことが多い。そのため直接仙髄部にある排尿中枢を侵す（核型または核下型損傷）、そのため排尿問題に脊髄損傷とちがった問題を生じうる。

(5) 下肢、とくに踵部、足底部に褥創を来たすことがある。

(6) ときに、脳底部および脊椎上部の奇形をともなう。すなわち脳底大孔部の奇形をともなっていることがあり、小脳の一部（舌部）が大孔を通過して上部頸髄を覆っていることがある。これをアーノイド・キアリ症候群という。

(7) 脊髄損傷として二分脊椎を見る場合、その侵襲部位を見ると大部分腰髄下部以下であるため、補装具（足変形を矯正して）を装着して歩行できる確率が高い。独歩できない場合でもクラッチ歩行等は可能である。この場合、知的障害を重複するかによって、日常生活動作自立、社会生活自立度が左右される。

(8) 足変形、膝関節変形、股関節変形の形は、侵される脊髄髄節の高位によってちがってくる。たとえば第5腰髄が侵されると足は、背屈・外反となり、仙髄部が侵されると尖足・内反変形となる。

(9) 二分脊椎は生下時から排尿筋不全を主体とする神経因性膀胱があるため、早期より膀胱の慢性感染を起こしていることが多く、そのため膀胱壁の伸展不全とか自律神経末梢の機能不全とかを起こしていることが多い。はっきりいって泌尿器科問題を多々もっているので、早期から泌尿器科医の診断を仰ぐべきである。そうでないとときに腎の機能的荒廃を見逃す。また失禁対策においても、脊髄損傷、脳血管障害とちがった様相を示す。

ここに泌尿器科医（宮崎一興氏）の二分脊椎排尿コントロールの一文をのせておく。

①二分脊椎の尿失禁対策は、近年内外ともに大きく変化した。保存療法が主流となり、失禁のための尿路変更術は激減した。

②手圧・腹圧を中心とした膀胱訓練は限定された症例のみ行われるべきである（昔はこれらの子どもに膀胱直上の腹壁に手を用いて、圧迫し排尿を行っていたが、そういう行為は、尿路感染のない腎機能正常で尿路逆流現象のない例にのみ行われてよいが、そういう例は少ない）。

③尿路感染が頻発したり、上限尿路の変化や尿路逆流現象が現れたら早期に清潔・間歇導尿にきりかえるべきである。

④二分脊椎にともなう尿失禁は適切な薬物投与もある程度有効で試みるべき手段である。

⑤本症の尿失禁に対しもっとも有効な手段は清潔間歇導尿法である。

⑥これらの手段をつくしても改善しない失禁には、針刺通電、膀胱頸部のシリコン油注入（女性のみ）療法も有効である。

⑦完全尿失禁に対しては将来、手術的療法、人工括約筋の埋めこみなども考慮されるべきであろう。

第6節　筋ジストロフィー

多くは遺伝にその原因がある。進行性に筋萎縮する疾患は、筋ジストロフィー以外にも数多くあるが、そのうち悪性度の高いのが筋ジストロフィーである。

筋ジストロフィー症は、全例遺伝性疾患とされる（ただし、発生場面を見ると個発例と思われるものも見受けられる例もあるが……）。

筋ジストロフィーにも次のような型がある。

①先天性　┌：福山型筋ジストロフィー
　　　　　├：非福山型筋ジストロフィー
　　　　　└　ともに常染色体劣性遺伝

②デュシェンヌ型　X連鎖劣性遺伝

③ベッカー型（デュシェンヌ型の良性型）
　　　　　　　　X連鎖劣性遺伝

④肢帯型　　　　常染色体劣性遺伝

⑤顔面肩甲上肢型　常染色体優性遺伝

このうち、小児期発症の筋ジストロフィー症は①と②であるので、以下それについてのべる。

1 先天性筋ジストロフィー

(1) 福山型先天性筋ジストロフィー

昭和35年、わが国の福山らによって発見された筋ジストロフィーで、全身性の筋萎縮のほかに脳の奇形をあわせもつ。常染色体劣性遺伝で男女両性に発症する。その遺伝子座は9番染色体長腕に存在し（$9q_{31}$）フクチン蛋白の欠損によるとされる。頻度は筋ジストロフィーのうちデュシェンヌ型に次いで多い。

症状およびその予後は、乳児期前期より顔面筋をふくむ全身性筋力低下と関節拘縮を呈し、フロッピーインファント（floppy infant）として出生する。知能障害が見られ、約半数にけいれんを認める。仮性肥大も約半数に認められる（顔面の仮性肥大が特徴）。呼吸筋の筋力低下のため、気道感染が重症化しやすい。10歳以降には心筋障害も生じる。本症は3～4歳ぐらいまでお座りやいざりばいなど生後徐々に運動発達はあるが歩行までにいたらない。6～8歳ごろより上肢の筋萎縮、機能低下がめだち始め、頚の前屈制限、側彎をふくむ関節拘縮が著明となって、ついに寝たきりとなる。死因は呼吸不全、心不全などによる。

(2) 非福山型先天性筋ジストロフィー

例数はまれで、知能障害をともなわないで、かつCT上白質にびまん性の低吸収域を示すところの先天性筋ジストロフィーである。常染色体劣性遺伝で筋生検で基底膜のメロシンが欠損している。第6染色体長腕（$6q_2$）に遺伝子座をもつ。

2 デュシェンヌ型筋ジストロフィー

(1) 病因

デュシェンヌ型筋ジストロフィーは、X連鎖劣性遺伝形式をとる小児期発症の悪性度の高い筋ジストロフィーで、一般に男子に見られる。原因はX染色体短腕21（XP_{21}）に存在するジストロフィン遺伝子の欠失、重複または点突然変異のために、ジストロフィンが欠損または異常となる。ジストロフィンは正常筋細胞の形質膜面に存在する筋細胞の骨格蛋白の1つで、筋線維の形質膜保護、強化に重要な役割をになっている。ジストロフィンの欠損または異常により、筋形質膜が脆弱となり、細胞内Caイオンが非生理的高濃度となり、筋の変性・破壊が起こる。その頻度は10万人あたり3～5.5人程度。

(2) 症状

男の子に発病がほとんど。歩き始めはおそいが、ともかく歩き始める。歩き始めてもその歩き方はどこか不器用でおそい（たとえばジャンプができないなど）。そのうち腰椎前彎位（前方に腹を突き出し、お尻が後方に突き出す）となり、動揺性跛行を呈し、足部に尖足位変形がでてくる。そして階段昇降困難（つかまり昇り降り）、床からの立ちあがり困難、つづいていすからの立ちあがりも困難となる。この床からの立ちあがり方に独特の動作パターン、すなわち登はん性起立パターンを用いる。

9～10歳頃になると歩行不能となり、床をはって移動する（はい方も独特）。それとともに上肢→肩甲帯の方も筋萎縮にともなう筋力低下がいちじるしくなり、上肢の前挙、側挙困難または不能で握力も弱まる。この上肢の筋力低下が強くなると簡単な日常生活動作もおそくなり、両上肢を使って動作を行う。そして肘を自分の膝または机などについてささえなしでは手の使用ができなくなる。次に体幹の変形・四肢変形が著明となり、はうこともむずかしくなる。そ

してベッド上臥床となり20歳前後で死亡する。死亡原因の大部分は肺感染および心衰弱である。死ぬまぎわまで、両手指の運動は可能である。

　デュシェンヌ型と同一経過をとるが、より進行のおそいのをベッカー型といい、たとえば15歳まで歩行可、35歳前後まで生存可能である。

(3) デュシェンヌ型筋ジストロフィー症の介護

　筋ジストロフィー症の介護はかなり大変である。経過中期から末期までの介護にはかなり繊細な心配りを必要とする。

　①全介助レベルになったときの移乗介護は、本症は身体のすり抜け現象があり身体把持が1人では困難または不能なので複数の人手を要する。

　②たとえば、ベッド上、車いすに移乗させたとしても、本人自身で姿勢を正すことができないから、よい姿勢までもっていくまで固定材料を使って、しっかりした姿勢保持ができるように介護してあげることが大切となる。

　③病期経過中のかなり早い段階から、食事、洗面、更衣等では、本人が1人でできるまでの準備調整の介護を必要とする。最終場面は1人でできるが、そこまでもっていくまでの準備調整の手間がかかることを知っておくこと。

　④歩行不能となった段階からは、和式生活の方が、本人は動きやすいが、たたみ上の移動不能段階からは、介護上の理由および電動車いす使用という実態から、ベッド生活の方が有利となる。

　⑤小便排泄には、しびんの使用、移動式いす型便器の使用等が早期から考えられる。

　⑥入浴はかなり早期から全介助レベル。しかも複数の人手を要する。たたみ上の移動不能段階からは特殊浴槽での入浴が考えられる。

　⑦本症の末期には、嚙む力も弱まってくるので、食事介助には、食事を柔らかくする。たべ物を一口大に切ってあげる等の心くばりも必要となる。

　⑧大便の排泄は、本症は腹筋の筋力低下のため便秘傾向にあるため、繊維性

の食物摂取等を行いながら、排便には体幹部固定のよいいす（または車いす）を使って長時間排便に留意すること、排便困難であれば浣腸等の使用はやむをえない。

⑨寝たきりに近い時期であれば、夜間等の体位交換に十分留意すること。

⑩呼吸困難等により人工呼吸器使用となれば、医師、看護婦等の指示に従うこと。

第7節　骨系統疾患

骨系統疾患とは、先天性または後天性の全身の骨関節系に主病変または顕著な病変をもつ疾患をいう。

I　軟骨無形成症

内軟骨性骨化の量的減少により四肢近位部短縮型の低身長を来たす疾患で、常染色体優性遺伝を示し、DNA解析で第4染色体短腕上の遺伝子座に点変異がある。

臨床像は、四肢短縮型低身長（したがって坐高が高い坐位巨人症となる）で、大頭、前額部突出、腹部膨隆、外反肘、肘伸展不全、太くて短い指、O脚、胸腰椎移行部の亀背などがある。レントゲン所見では、骨端、骨幹端には異形成を認めない。長幹骨の短縮と脊椎の椎弓根間距離が上部腰椎から下部腰椎・仙骨にかけてせまいことが診断のきめてとなる。仙骨は小さい。骨盤は腸骨が方形で、臼蓋は水平となり外反股を呈する。顔面骨は低形成で、頭蓋底の短縮、下顎の突出が見られる。

乳児期の運動発達は遅れるが、知的発達、生命予後は正常である。乳児期には、呼吸不全、呼吸器感染症、中耳炎、水頭症、O脚、胸腰椎移行部の亀背などの合併症状が見られる。思春期以降の合併症は、脊髄圧迫症状と分娩障害で

ある。保存療法が無効な脊椎管狭窄症は脊弓切除術を行う。本症女性が妊娠したときは、経腟分娩は困難なので帝王切開を必要とする。

2 骨形成不全症

骨基質主要成分であるコラーゲンⅠの変異による。骨の脆弱性が特徴で、臨床的には軽微な外力による頻回の骨折を起こす。初回骨折の時期が早いほど、または骨折部位が大腿骨、下腿骨、上腕骨、脊椎、前腕骨の順序で拡大するにつれて重症となる。遺伝性は常染色体優性のものと劣性遺伝のものとがある。この疾患はⅠ型コラーゲンの変異により4つのサブタイプに分類されている。

症状はくりかえされる骨折、青色鞏膜、難聴を主徴とする。そのほかに低身長、鳩胸、円錐状胸廓、脊柱後側彎、長管骨の彎曲変形、歯の象牙質の形成異常が見られる。レントゲン所見が全身の骨に骨粗しょう症が見られ、管状骨は細く、骨折のため彎曲変形をする。乳児期の頭蓋骨の骨化はおくれ、膜状頭蓋が見られる。頭蓋陥入症、扁平椎、魚椎変形などが見られる。骨折の頻度は思春期以降に減少する。骨折後の骨癒合は良好である。高度の変形は節状骨切り術と成長にともなって伸展する髄内釘での固定が行われる。骨折と変形に対して治療を行い、立位・歩行能力を高め維持することが重要となる。歩行不能例には、移動に対して適切な移動器具を処方する。

3 先天性多発性関節拘縮症

系統的な先天性結合組織疾患の1つで、先天性で非進行性の多発性に関節の拘縮をきたす疾患。筋肉、神経、結合組織、子宮内感染などの異常により子宮内での四肢の動きを制限されていた結果と考えられる、先天性の関節拘縮を広くふくめた概念。症候群の部分症状として見られることが多い。整形外科では筋形成不全と遠位関節拘縮症候群による患者が多い。遠位関節拘縮症候群は常染色体優性遺伝が多い。症状は四肢の対称性の関節拘縮。筋は線維化または脂

肪で置換され、四肢は関節部が膨隆した紡錘状を呈する。知能は正常。典型例では肩関節内転内旋、肘関節伸展、前腕回内、手関節掌屈、拇指内転、手指屈曲、股関節脱臼、膝関節伸展、内反足変形などが見られる。遠位関節拘縮症候群では、関節拘縮のほかに、低身長、眼瞼下垂、開口不全、口蓋裂、脊柱変形などが合併する。治療は関節の機能的肢位を矯正するための早期から変形矯正、可動域訓練を行う。内反足は手術による矯正が必要となる。

第8節　若年性関節リウマチ

　15歳以下で発症した慢性関節リウマチを若年性関節リウマチと呼ぶ。膠原病のなかで近年もっとも頻度が高い。病因は成人と同じく不明である。慢性の滑膜炎が主病変で、これに皮膚や結合組織の血管炎をともない多彩な症状を呈する。これに次の3つの型がある。
　①全身型
　②多関節型
　③少関節型
　1）全身型は弛張熱、リウマチ疹（サーモンピンク色）、心膜炎、胸膜炎、リンパ節腫脹、朝のこわばり、肝腫などが多く見られる。初発症状としての関節炎が数カ月出現しないこともある。
　2）多関節型では、朝のこわばり、微熱が多く、左右対称性に小関節をふくめ5関節以上の関節炎が認められる。指関節炎では紡錘状となる。
　3）少関節型では微熱と膝、足、手、股関節などの単関節炎または4関節以下の関節炎と紅彩炎などが認められる。
　症状：活動期には赤沈値亢進、CRP陽性が見られ、活動期には白血球数増加、好中球数増加、貧血を認めることが多い。X線像では早期に骨萎縮の所見があり、腫脹がいちじるしいときは、関節液貯留のため関節腔が拡大する。関

節炎が長期化すると骨破壊像、関節腔狭少化、骨性強直などが見られる。

予後等：全身型発症例は70％がその後も全身型の経過をとり、20％が多関節型に、10％が少関節型に移行する。

多関節型発症例ではほとんどが多関節型に移行する。

少関節型発症例では90％が少関節型の経過をとり、10％が多関節型に移行する。

全身型は半数以上が寛解するが、多関節型は関節機能障害を来たすものが多い（つまり成人型慢性関節リウマチの形となり予後が悪い）。紅彩炎のない少関節型は予後がよい。

第9節　切断（主としてリハビリテーション医学の観点から）

切断部位のレベルの低い者＝軽症の切断者であれば、日常生活動作、日常生活関連動作、社会関連動作のすべてにおいて自立しうるので介護の必要性はまったくない。たとえ軽症でなくても、大体の問題がリハビリテーション医療の範囲内で解決できる可能性もある（切断問題対策はリハビリテーション医療の華といっていいほどあらゆる面で効果をあげている）。しかしながら重症の切断者、知的障害をともなう切断者、高齢者では介護等のケアを必要とするだろう。

1　切断に関する介護の問題点

切断に関する介護の問題点について列挙する。

①介護者は切断断端部の身体的異常等に目を奪われてはならない。また義肢等の装具の見かけ上の異常さに目を奪われてはならない。

②義肢には、義手と義足とがある。

義足使用者は、移動には問題があるものの健全な両側上肢があるので日常生

活程度のことは問題なくこなすであろう。

　義手使用者（上肢切断者）は、上肢使用に問題があるので、日常生活動作に直接障害が及んでくる。義手使用者も片側だけであれば（対側片上肢が健全であれば）利き手交換等の問題が生じても、日常生活程度のことは練習（訓練）によりこなすであろう。したがって介護上問題になるのは、両側義手使用者および高齢の義手使用者だけかもしれない。

　若年者の両側上肢義手装着については、切断手術直後からの義肢装着がよいことがわかってきた。

　a) 切断端の治癒が促進され断端の成熟が早く獲得できる。

　b) 術後の疼痛や幻肢痛が減少する。

　c) 術後早期からの病室での日常生活動作訓練が可能であり、活動的な病棟生活を送ることができるため、切断による精神的動揺が軽減され、リハビリテーションに対する態度が期待できる。

　d) 実際に日常生活動作で使用する場面から義手との付き合いが始まるため、能動フックに対する偏見がなくなり、早期にその機能を認識することにより外観のもつ異常さを乗り越えて、受け入れが容易円滑に行われる。能動義手が日常生活動作に有意義であることを早期に体験することにより義手に対する認識が向上し、進んで義手を使おうという姿勢が生まれる。ひいては社会復帰に要する期間が短縮され、能動義手をはじめとする機能的義手の活用により、社会における行動様式がより高いレベルで期待できる。

　今後は、このシステムが広く行われるだろう。

　先天的両側上肢切断者（たとえばフォコメリア）では、本人の今までの生活史の経過と希望とが尊重される。

　たとえば、フォコメリアで、両側足指を使っての日常生活動作が完全であれば、それを医療側の意向により勝手に変えてはならない。

第10節　おもな染色体異常および奇形症候群および先天性代謝障害症候群

I　染色体異常のうちおもなもの

(1) 18トリソミー症候群

18番染色体の過剰による。出生10000人に1人で周産期死亡児の50人に1人に見つけられる予後不良の疾患、性比は男1：女3。

症状は低出生体重、後頭突出、高い鼻根、小さい眼裂、小さい口、低位・変形耳介などの特異顔貌がある。また高口蓋、手・指節屈曲拘縮、指の重なり、骨盤狭少、ゆりいす状の足変形などを見る。知的障害は重度で心奇形はほぼ必発。ほかに腎奇形、腸回転異常などがある。特徴的な皮膚紋理に弓状紋増加がある。

予後は不良。大多数は数年内に死亡し、心奇形に対しては手術適応がないことが多い。

(2) 猫なき症候群

5番染色体短腕部分の欠失（部分モノソミー症）、新生児10000人に1人に見る。女児に多い。

症状および予後：丸い顔、小頭症、眼間解離、アーモンド様眼裂、内眼角ぜい皮、斜視、耳介変形、小顎症、脊柱変形、腎奇形、そけいヘルニア、知的発達障害、筋緊張低下、そして子猫様の泣き声であるが、子猫様泣き声は、乳児期後半に消失するが、かん高い声は後まで残る。生命的予後は比較的良好。

(3) 脆弱X症候群

男性の知的発達障害の原因の1つと考えられている。X染色体長腕 $q_{27.3}$ に

脆弱部位を示す。男女ともに見られるが圧倒的に男性に多く、知的障害も強い。遺伝性があり、男性患児の母は保因者である。ヘテロ接合の女性の一部のみが知的障害を示す。

　症状は、知的発達障害で、多くは軽度から中等度である。多動、ぎこちない喋りかた、自閉傾向などを示す。年長になると突出した眉間、大きい耳介、下顎突出した細長い顔をもち、大きい精巣、尿道下裂、関節過伸展、薄い皮膚、大血管拡張などの症状を示す。

(4) ターナー症候群

　性染色体のX染色体のモノソミーによる。女性に見られる卵巣機能不全症で頻度は新生女児2000人に1人。

　症状は、新生児〜乳児期には、低身長、翼状頸または頸部の皮膚のたるみ、手背および足背のリンパ浮腫、陰核肥大が主症状。

　小児期には低身長が著明、内眼角ぜい皮をともなう大きな目、大きな耳介、やや長い人中などの特異顔貌、後頭部の毛髪線低位、幅広い胸、乳頭間解離、外反肘、低形成の爪、陰核肥大、皮膚母斑を呈する。また特徴ある皮膚紋理を示す。

　思春期を過ぎても第二次性徴の出現がない。恥毛、乳房発達は欠如し、無月経で不妊である。血中および尿中のゴナドトロピンは高値である。卵巣間質間の原生殖細胞および卵巣構造はなく線維性の結合組織とおきかわる。心血管奇形、腎奇形、腸回転異常などの合併症をもつことがある。高血圧症もある。

　診断は、染色体の核型診断による。完全なXモノソミーは割合少なく、45X/46XXのモザイク等の亜型が多い。X染色質検査は本症の診断に対して有効。

　治療は低身長に対して早期の成長ホルモン投与。第二次性徴欠如に対しては女性ホルモンの補充療法。

2 奇形症候群のおもなもの

(1) マルファン症候群

全身の結合組織の異常により生じる常染色体優性遺伝疾患。

症状は高身長、長い四肢とくも状の指、側彎などの脊柱変形、関節過伸展、水晶体脱臼などの眼症状、大動脈解離性動脈瘤など心・大血管の異常等がある。血管系病変のため突然死することがある。

フィブリン遺伝子の変異がある。

(2) ヌーナン症候群

古くは男性のターナー症候群と疑われた疾患で常染色体優性遺伝をする。

症状は低身長、翼状頸、幅広い胸、外反肘、知的発達障害、眼間解離と眼瞼下垂、ロート胸、肺動脈弁狭窄、小陰茎と停留精巣などである。ターナー症候群と違って染色体核型検査でX染色体の異常を認めず、男女双方に発病する。原因については不明。

(3) プレダー・ウィリィ症候群

新生児期・乳児期の著明な筋緊張低下と哺乳困難、アーモンド様の目と、魚様の口をした特異な顔貌、白い皮膚、小さい手足、性腺機能不全。

乳児期以降となると多食過食による肥満、糖尿病罹患、そして知的発達障害を示す。子どもの多くに染色体異常が見られるが、定まった染色体異常はない。

(4) ルビスタイン・テイビイ症候群

小顔、太い眉毛、長いまつ毛、眼裂斜下、両眼解離、落ちくぼんだ目、高口蓋、幅広い鼻と耳介変形などの特異的顔貌と幅広い第1指趾多趾症、合趾症と

皮膚紋異常を示す。原因は蛋白遺伝子の変異。

(5) ピィエル・ロビン症候群

　口蓋裂と小顎症、舌根沈下とそれにともなう吸気性の上気道閉塞を主症状とする。胎生9週以前の下顎骨の低形成により舌は後方に位置し、口蓋の癒合が阻害され、口蓋裂となる。ほかの染色体異常および奇形症候群と合併することもある。また胎生期外因などの発生異常でも起こりうるので、独立の疾患群といいがたい面がある。

(6) ソトス症候群（脳性巨人症）

　常染色体優性遺伝疾患で、症状は出生前から始まる成長過多と長頭で前額突出をともなう大きな頭をし、眼裂斜下、両眼解離、大きな耳介、先の尖った下顎等の特異な顔貌を示し、大きい手足とがっしりした体格をもつ。また中枢神経異常すなわち知的発達障害、脳室拡大、けいれんなどをもつ。脳性巨人症ともいわれる。

(7) コケイン症候群

　原因は不明、常染色体劣性遺伝、上顎突出をともなう低身長、網膜色素性変性、視神経萎縮、白内障、難聴、知的障害、レントゲン線上頭蓋骨肥厚を認める。通常乳児期前半の発育は正常であるが、生後6カ月頃より日光過敏性の皮膚炎を示し、1～4歳までに前記症状の発現を見る。一般に皮下脂肪減少し、くぼんだ眼窩、尖った鼻、大きな耳、および上顎部突出の老人様顔貌を示す。また亀背をともなったところの体幹短少型の小人症（早老症の1つと考えられる）である。冷たく発汗が少なく、日光露出部に発赤、水泡、表皮剥離、色素沈着の見られる皮膚症状を示す。著明な歯カリエスもある。難聴は感音性難聴、眼科的には前記症状のほかに眼振を示し、瞳孔も小さい。

対症療法以外に治療法はない。経過は、慢性進行性の知的障害で、くわえて失調、アテトーゼなどの不随意運動、痙性の四肢麻痺などにより、しだいに心身の荒廃状態および全身衰弱状態となり、おそくても30歳台までに死亡する。

(8) コルネリア・デ・ランゲ症候群

原因は不明で遺伝関係も明白でない。

四肢短縮型の低身長で短頭型の小頭症がある。濃いまゆ毛とカールしたまつげがあり、低い鼻と鼻孔が前にむき、波型の特徴的な唇の形をもつ。小顎症もある。知的障害があり、一般に身体の動きはにぶい。出生直後は筋緊張は亢進していて低い声で泣く。

3　先天的代謝障害のおもなもの

(1) フェニールケトン尿症

フェニールアラニン水酸化酵素の欠損による常染色体劣性遺伝疾患である。この酵素欠損により体内にフェニールアラニンが蓄積し、チロシンが減少する。フェニールアラニンの蓄積によって脳が損傷されるので知能低下をきたす。またメラニン色素の前駆物質であるチロシンが欠乏するので、メラニン色素の合成が阻害・低下する。過剰なフェニールアラニンは、フェニールケトン体となって尿中に排泄される。

症状：新生児期に発見し、治療すれば臨床症状を示さない。治療されずに放置されると、知的障害、けいれん、脳波異常、行動異常をきたす。皮膚は白くなり湿疹をともなうことがある。頭髪は赤茶色となる。尿はネズミの尿臭がする。

診断：血中フェニールアラニンの高値から始まる。これは、ガスリー法による新生児マススクリーニング法で発見される。尿中のフェニールアラニンの増加は塩化第2鉄反応で確認される。確定診断は、肝臓中のフェニールアラニン

水酸化酵素の測定による。血中フェニールアラニンの高値は、治療を必要としない高フェニールアラニン血症および治療食単独治療だけでは不可のテトラヒドロビオプテリン欠乏症でもきたすので確定診断はぜひとも必要である。

治療は新生時期に発見し、低フェニールアラニン食（乳児では粉乳）により治療する。

(2) レッシェ・ナイハン症

ヒポキサン・グアニン・ホスホリボシルトランスフェラーゼ（HGPRT）の欠損により、尿酸が蓄積するX連鎖劣性遺伝疾患である。

症状は生後2～3カ月頃に運動発達遅延で発症し、アテトーゼ、痙性麻痺、知的発達障害が見られる。がこの疾患は、その激しい自傷行為によって有名である。すなわち自らの唇、指などをかみちぎるなどである。また高尿酸血症による痛風症状も見られる。この疾患にはいかなる治療もその中枢神経障害を予防・治療することができないが、高尿酸血症に対し尿酸合成阻害剤を投与する等の対症療法を行う。また出生前診断も可能である。赤血球または培養皮膚線維芽細胞中のHGPRTの活性低下により確定診断をする。

(3) モルキオ病

常染色体劣性遺伝を示す酸性ムコ多糖症候群の一つ。

症状：体幹短少型の小人症で、体幹が短く四肢が長い低身長を示す。知的障害はない。胸骨突出、鳩胸、胸椎後彎（側彎も示す）、歩容異常、外反膝などの症状で発症する。角膜混濁と難聴なども見られる。欠損酵素によりA型とB型とに分かれる。B型の方が非典型的で軽症例が多い。

診断は、培養皮膚線維芽細胞中の酵素活性低下による。尿中にケラタン硫酸、たはコンドロイチン-6-硫酸を検出する。

成長による経過は、脊髄麻痺、変形性関節症、視力低下または聴力障害、大

動脈弁閉鎖不全などを合併し、生命予後も 30〜40 歳と短い。しかし慎重な全身麻酔下に整形外科手術・心手術も不可能ではない。

4 クレチン病

クレチン病は先天性代謝異常でなく、先天性内分泌疾患すなわち先天性甲状腺機能低下症である。しかし常染色体劣性遺伝であることと、新生児マススクリーニング法で発見し治療を開始する等、先天性代謝異常と同一に扱われることが多いのでここにとりあげた。先天性甲状腺機能低下症は、器質的なものと機能的なものと一過性のものとがあり、治療は器質的なもので甲状腺ホルモン合成障害に対してのみ行われる。したがって鑑別診断は大切であるが、診断のため治療をおくらせてはならない。

症状：新生児時期・乳児期には、不活発、哺乳不良、便秘、嗄声、皮膚乾燥、低体温、豆舌、臍ヘルニア、遷延性黄疸、粗剛な毛髪、体重増加不良、小泉門閉鎖不良などである。

幼児期になると、それに加え低身長、運動および知能発達のおくれがはっきりする。レントゲン線上では、骨年齢がいちじるしくおくれる。

新生児期に発見し、早期に治療薬（合成甲状腺ホルモン＝T_4）投与により、知的障害および運動機能障害および低身長が未然に防げる。

5 新生児マススクリーニング

わが国では、新生児マススクリーニング法は、はじめ先天性代謝障害すなわちフェニールケトン尿症、メープルシロップ尿症、ホモシスチン尿症、ヒスチジン尿症、ガラクトース血症の5疾患に対し、昭和52年（1977年）から施行されたが、後にクレチン症と副腎過形成症が加えられ、ヒスチジン尿症が除去された（現在は6疾患）。検査法は乾燥血液濾紙を使い、アミノ酸代謝異常はガスリー法、ガラクトース血症はボイトラー法をまたはペイゲン法、クレチン

症はラジオイムノアッセイ法で測定する。副腎過形成はラジオイムノアッセイまたはエンザイムイムノアッセイ法で測定する。発見率はクレチン病が一番高く、1996年度で2,600人中に1人である。他の発見率は15,500人中1人から407,600人中に1人と幅が広い。

6　おわりに

下記の疾患群は、かつては療育業務を専門とする肢体不自由児施設に入園させていたが、医学の進歩および小児病院等の診療機関の充実、医療内容の充実等から、かならずしも療育の対象とせずに、医療の対象として処遇すべきものと、私は考える。読者は必要なときには、医学書を参考にされたい。

①整形外科的なもの
分娩麻痺
先天性股関節脱臼
ペルテス氏病
側彎症
先天性内反足
大腿骨頭辷り症
大腿骨頭壊死
血友病性関節症
良性脊髄腫よう
②脳外科的なもの
脳内動静脈異形成
もやもや病
水頭症
ダンディ・ウォカー症候群
良性脳腫よう

③小児神経または神経内科的なもの

ギランバレー症候群

散在性脳脊髄炎

ミトコンドリア・ミオパチー

その他のミオパチー

脊髄小脳変性症

シャルコー・マリー・チース氏病

デュシェンヌ・ソッタス氏病

ライ症候群

④頭部外傷後遺症については、療育の対象であるが、その処遇は脳性麻痺と変らないので、それを参考にすること。

註
(1) 平成11年から精神発達遅滞（精薄）は、法令の改正により知的障害といい直されこととなった。しかし、知的障害としての痴呆との区別をことばでの上でどうするかはまだ明らかではない。
(2) 骨傷：骨に骨折または脱臼（亜脱臼）があること。
(3) 尿閉：膀胱より尿が出なくなった状態。

第3章　各種麻痺に対する対応について

第1節　四肢麻痺の介護概観

　上肢・下肢の完全四肢麻痺の場合、移乗、移動に際しては2人以上の介護者が必要となる。これを絶対的全介助という。その際、被介護者を引きずってはならない。なぜなら創を作り、褥創の原因となるからである。介護の際は、被介護者をしっかり抱きとめ、不安感、不快感を与えぬよう心がけること。この際、頸部脊髄損傷（以下、頸損と略す）と筋ジストロフィー（以下、筋ジスと略す）および中枢神経系麻痺（以下、脳血管損傷はそのまま、脳性麻痺はCPと略す）とでは次の点でちがうので留意すること。

　①頸損、筋ジス最重度では絶対的全介助を必要とする。脳血管障害およびCPでは、下肢変形が強くないかぎり、後から支持しての立位を試みるべきである。これが可能ならば介護の大変さがちがってくる。これを部分的全介助という（この際、下肢変形の程度が強いと起立不能となり絶対的全介助となる。中等度下肢変形すなわち膝屈曲が強ければ、膝関節伸展位の長下肢装具が必要となる）。この支持しての立位が可能であれば、これを使って車いすに移乗して室内移動を行うこと。人によっては後方からの支持立位のまま数歩、前方移動が可能かもしれない。そうすれば比較的狭い部屋でも1人の介護者ですむ。現在の日本家屋は狭いのでこれができないと入浴も困難となろう。また自動車に乗せることも大変となる。この際にも、過度に体重がある者の介護には複数の人数が必要である。

　②排泄については、絶対的介助者には、ベッド上でおしめ使用もやむをえな

い。しかしたとえどんな重症者といえども体幹を三方を囲っての支持坐位は原則的に可能なので、訓練によってその肢位をとらせ、便器またはいす型簡易便器の使用も心がけるべきであろう。いす型または洋式便器であるにせよ、使用時に前方にもたれるものがあると被介護者は楽である。この際でも夜間または外出時には、おしめの使用もやむをえない。部分的全介助であれば周りに枠等をつければ、洋式便器使用可能となるので、それを心がける。

③四肢麻痺者には、ベッド使用が有利である。そのベッドも上下に高さ調節可能であればさらによい（ただし年少のCP児では、動きをともなった訓練が日常的に要請されるので、日中は畳上の生活の方が有利である。しかしこれも体重が増える10歳以降の年長児となればベッド使用の方がよくなる）。

ただし、主たる家族または介護者が、被介護者を床上生活させる方がよいと主張すれば、さからわない方がよい。その際は、家族介護者は、大変な身体的介助負担を覚悟しなければならない。ただしこの面でも、すぐれた介助用具が今後でてくる可能性がある。

④四肢麻痺者の坐位は、体幹の麻痺のために、側方、前方に倒れるために、肘掛けいすおよび後方リクライニングのいすの使用が必要となる。また、体幹の後側弯変形および四肢変形が強い者については特殊ないす（座位保持装置）が必要となる。さらに首が坐らない者、摂食困難、呼吸困難がある者には頭部支持装置を座位保持装置に装着することが必要になり、後方に倒れるリクライニング装置も必要である。できるなら振り子方式（133頁参照）が望ましい。

⑤四肢麻痺者の移動には、車いすが絶対的に必要で、かつ他力移動となる。この際、上肢の指先の運動ができなくても、手関節、肘関節、肩関節の動きができれば、スイッチの工夫で、電動車いすの使用が原理的に可能である（その際、訓練が必要）。上位頸損でも口唇、首の動き、顔面筋の動き等を使って、電動車いす使用も可能になるかもしれない。

⑥日常生活動作等では、麻痺の残存部位により、自助具、スプリント等を使

って部分的動作可能であるが、実用面ではほとんど全介助レベルとなる。また合併する知的障害・意欲度によっても自立度が右左される。

⑦入浴については、絶対的全介助者には、多くの場合、特殊な入浴装置が必要。そうでないと浴場にある程度の広さを要求される。部分的全介助者は、介護者の人数、技術、設備改善等により、全介助であるが、浴室での入浴が可能になかるかもしれない（シャワー使用によって）。

⑧介護者は（病気、極度の疲労または消耗以外は）理由のいかんを問わず、被介護者を移動器具を使って、グループ活動、行事等に参加させること。

⑨四肢麻痺患者で気管カニューレ、人工呼吸器、経管栄養、胃瘻造設その他の特殊な医療を受けたものは、医療監視の範囲内にあるので医師の指示に従う。独断的判断・介護は禁忌。

⑩肺炎等のような重大な内科疾患、または骨折手術後は、健常者でも一時的に絶対安静による絶対的全介助を必要とすることがある。もしこれらが、内臓的に丈夫な四肢麻痺患者に偶発したとしても、機能の悪化から死の転帰をもたらす場合がありうる。これらのことから、これら偶発疾患・転倒事故は、注意して起こさせぬようにすること。インフルエンザ等の流行があれば、予防注射も必要となる。子どもであれば医師の判断のもとになるべく諸種の予防注射を受けさせること。

第2節　下肢麻痺の介護概観

①下肢麻痺のうち、独歩がいくらかでも可能なものでは、日常生活動作（以下、ADLと略す）は自立しているので、本人の意向、希望に従い、日常生活関連動作および社会関連動作の介護（これを家政学的範囲の介護とも表現されることがある）で十分であろう。また知的発達遅滞等の知的障害があって、ADL自立が不十分なものは、本人の理解力に従って、指導的な立場で、自立

をうながすことはかまわない、あるいは奨励されるべきかもしれない。

②独歩がはなはだしく不安定なものについては、介助歩行（手びき歩行）、または車いすの自力移動、監視付き歩行器（車）移動となる。ただし外歩き、外出時には、車いす使用となろう。その際、車いすを自力移動させるのが好ましい。この段階のものでは、車いす使用の応用動作まで習得させる必要がある。すなわち早い車いす移動、方向転換、急に止まる、坂道の昇り降り、低い段差等の乗り越え、エスカレータ使用等。ただし知的障害者、精神障害等で危険行為のある者またはそのおそれある者では、車いすは他力移動となる。車いす自力移動者のうち、脳血管障害、リウマチ等では、足でこぐ者があるであろうが、かならずしも禁止すべきではない（ケース・バイ・ケース）。しかし脳性麻痺者および胸腰髄脊損者では、なるべくハンドリム使用のこと。ただし、中等度ダイプレジアCP（多くは軽度四肢麻痺型CP児）、および上部胸腰髄脊損者で易疲労性がある者は電動車いす使用となる。筋ジス中等度～重度の者についてもこの概念が適用となる。

第3節　片麻痺の介護概観

①片麻痺者のうち、独歩可能者については（ただし安定していること）、移動について介護を必要としないが、麻痺側上肢の使用に実用性があまりなく、補助手の範囲内にとどまることが問題となる。発病から時間がたっていないときは食事の際は、肉や魚や野菜などでは細かく切ってキザミにしておくとか、更衣、排泄、入浴等では部分介助となる等の細かな配慮が必要となる。時間がたてば健側片手使用になるだろうが、そのときは、自助具を使用したり、衣服にベルクロ使用したりして工夫してあげること。

脳血管障害のうち、多発性脳梗塞のあるものは嚥下障害を起こしやすい。その際は食事介助となるが、被介護者はむせのため、食物をふきだしたりして周

囲に迷惑をかけやすいので1人にしてたべさせる（机の位置を工夫する）等の配慮も大切となる。また栄養士に相談して食物にトロミをつけ、おかゆのようにしてたべさせることも大切となる。

②片麻痺者のうち、歩行不安定者または不能者は車いすとなるが、その際は健側片足での足こぎとなるか片側手こぎ移動となる（片手駆動式車いす）。

③慢性期または維持期では、自助具、衣服の工夫、動作の工夫、手すり等の比較的簡単な設備改善や、洋式への生活の切替え等によって、ほとんどの部分が自立可能となろう。ただしこれには理解、判断、意志力、および高次脳機能障害がないことが要求される。その障害があるものは、その程度に応じて部分介助の量が増える。

④片麻痺者のうちで動きのよいもののなかには、知的障害、異常行動により危険行為にはしるものがあるので、動きのよい分、それだけ強い監視が要求される。CP片麻痺型の場合には、てんかんをともなう者がいるので、てんかんにともなう意識障害に対する警戒も必要となる。

第4節　脳性麻痺（脳原性運動機能障害）に対するハンドリングとポジショニング

1　はじめに

脳性麻痺のハンドリングとポジショニングは、脳性麻痺を主体とした脳原性運動機能障害に見られる姿勢調整能の発達の障害・阻止に対して、その障害・阻止の除去をめざすところの非観血的手技で神経生理学的アプローチともいわれる。そのなかでハンドリングはどちらかといえば姿勢変換等で起こる筋トーヌスの異常および異常運動パターンの抑制をめざした手技で、比較的専門性の高い手技でキイポイント・コントロールを用いる。ポジショニングはそれにくらべ、比較的静的肢位での筋トーヌスの抑制をめざした手技で、日常生活上で

のよい姿勢を形づくり、専門家でなくても行える。

　脳性麻痺児の姿勢調整能の発達障害は、脳損傷にもとづく病的原始姿勢反応が子どもの成長にかかわらず長く存在し消失しないところにある。原始的姿勢反応は健常児でも見られ（表5、表6）、それを健常原始的反応となづけると、明らかに脳性麻痺のそれとちがう。表中自律的姿勢反応とは、①体幹の姿勢のいかんをとわずつねに頭位を床に垂直にもってくるところの立ち直り反応（迷路性立ち直り反応）、②バランスが崩れたとき、体の姿勢を重力に拮抗して、その崩れを補う大脳の平衡反応、③大きくバランスが崩れて体幹が倒れたとき、頭部を保護するために上肢が前に出てささえ、頭を打たないよう保護する保護反応の3つを指す。

　ハンドリングとポジショニングは相互作用をもつ。すなわちよいポジショニングをえるためには、その前にハンドリング手技により筋の異常筋緊張を修正して正しいポジショニング姿勢をとらせる必要がある。また坐位姿動でのよいポジショニングをとらせるために工夫された坐位保持装置の作成のためにも、その前段階・準備としてのハンドリング操作は欠かせない。またハンドリング手技はかなりむずかしい手技で、よい姿勢にもっていくためには時間がかかるが、その子どもがよいポジショニング姿勢ですでに長くたもたれているときは、ハンドリング手技がたやすく行うことができる。リハビリテーション医学の専門家でない家族・職員でも、子どもの正しいポジショニング姿勢をとらせるための前提としての、簡単なハンドリング手技は覚えておく必要がある。

　正しいハンドリング手技によって誘導されたポジショニング姿勢は、障害児にある安定感と快適な感情をもたらす（異常な筋緊張から解放されての快適感）。神経生理学的アプローチは、ヒトは正しい姿勢に保持・維持すれば、随意的運動はヒトの運動発達エネルギーによって、自然に誘発されるという考えにのっとっている（ボバース原法では、筋弛緩肢位がえられれば、その間に正しい運動パターンを教えこむ、となっているが……）。

ヒトの運動発達と神経発達はともに感覚体験を基礎としているだけに、少なくとも1歳半まで未分離である。運動発達は神経発達をうながし、神経発達は運動発達をうながす。初期の言語発達指導は、この原理にもとづいて運動発達促進手技と周囲からの言語的働きかけを行う。

　子どもの能動性をひきだすためには、行動そのものが子どもにとって楽しくなければならない。そのために遊びと遊びに必要なオモチャが重要となる。

　ところで、ヒトは誰しも動きたいという欲求をもっている。それは障害児とても同じである。子どもの動きたいという意欲のままに姿勢調整能の成熟していない子どもが動くと、異常な筋緊張によって、ある筋の過剰短縮と伸展および原始的姿勢反応によっての異常な運動パターンおよび姿勢を誘発してしまう。したがってある程度の姿勢調整能が成熟するまで子どもの動きを抑制する必要がでてくる。このことは成人の脳血管損傷者で立位移動での正しい姿勢をとらせるときに、歩行の第一歩の姿勢が大切で、それが異常だと後でいかなる修正手技を用いても、修正不可能という事実によっても証明されている。したがって、子どもの場合、どの年齢まで姿勢成熟能の成熟を待つべきかという重大問題が派生するのであるが、私は子どものいわゆる第一反抗期年齢までと見る。それまでは、子どもの比較的静的なポジショニング姿勢での日常生活のあり方が大切となる。その年齢以降では軽微異常パターン運動を許容することはやむをえない（それを禁止すると、子どもの能動性をいちじるしく阻害することになる）。

　そういうところから、障害児の移動および上肢運動については、ある年齢以上では自動性があり、かつ操作が簡単なところのリハビリ器具・道具使用が考慮されるし、かつその使用を制限してはならないし、ある意味で大切となる。

　3歳以降でも（第1反抗期以降でも）、子どもの動きたいという意欲、情念のままに異常運動パターン動作を無限に許容すると、四肢・体幹に重大な変形とそれにともなう疼痛を招来するので、前記リハビリ器具、道具の使用は今ま

で考えられていたより早期に処方する必要がある。

　たとえば、電動車いす使用のためには、子どもの精神性の発達が自他とものの危険についての認識と実感がなくてはならない。そういう意味からすると電動車いすの早期処方は理想的であるが、そのための特別な訓練プログラムが必要かもしれない。現在の軽量型電動車いすは、電動と手動との切りかえが簡単に行えるようになっている。なるほど人ごみのなかでは、いかなる場合も、手動に切りかえ、自力で動かすか、他力で動かす必要がある。そうしないと悪意がなくても他人にぶつけ、けがさせるおそれがあるからである。また子どもによって、電動で車いすを動かす自信がないときも手動で動かせる車いすは重宝で使いやすい。

　いずれにせよ、重度重複の脳原性運動障害児の、ある年齢以上の子どもの処遇はよく練られた戦略的観点が必要とされる。

2　脳原性運動機能障害児に見られる異常姿勢

(1) 背臥位（図6、図7）

　重度の四肢痙直型の子どもと重度の四肢アテトーゼ型の子どもは、迷路性緊張性頸反射と非対称性緊張性頸反射の両者の影響をうけ、図6、図7のような姿勢をとる。この姿勢では、頸筋、背筋の伸展と肘関節の強い伸展とで坐位をとることが不可能である。また両側上肢は肩の後退とともに外転外旋し、体幹の前中央にもってくることが不可能である。また非対称性緊張性頸反射では、上肢を肘屈曲すると顔が反対側に向いてしまい、食物を口にもってくることができない。このため、重度の障害児を背臥位に

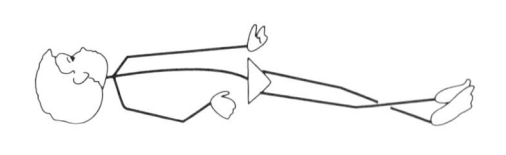

図6
重度障害児に見られる緊張性迷路反射の影響下にある姿勢。頸は後屈、両肩は下方におしつけられ、両上肢は伸展、両下肢は股関節で伸展、内転交叉している。

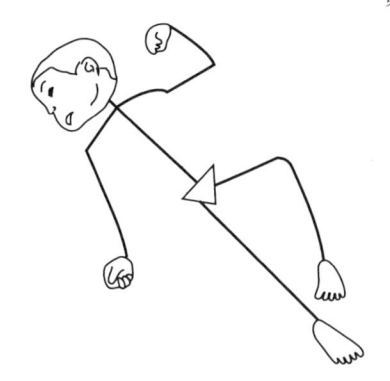

図7 重度障害児に見られる非対称性緊張性頸反射の影響下にある姿勢。頭・肩・上肢は下方におしつけられ顔は一方に向いている。顔が向いている方の上下肢は伸展、後頭部側の上下肢は屈曲している。

おいておくことは好ましくない。また健常児で考えても、背臥位は睡眠以外は、非活動的・非能動的姿勢として、昼間はほとんどとらない。したがって障害児には、昼間は背臥位以外の姿勢をとることがすすめられる。

(2) 腹臥位

腹臥位での異常姿勢は図8のような姿勢となる。これは背臥位と同じく迷路性緊張性頸反射によってもたらされる姿勢である。体幹は丸まり、顔が床に押しつけられ、両側上肢は強く屈曲して体幹の下にひきこまれ、股関節は屈曲している。筋緊張がより亢まると、お尻がより高くなり、体は前の方より落ちこむ形となる。重度の四肢痙直型、アテトーゼ型で見られる。この形であると上肢は体幹をささえるために使えないばかりでなく、手掌をよりかたく握りしめる形となる。

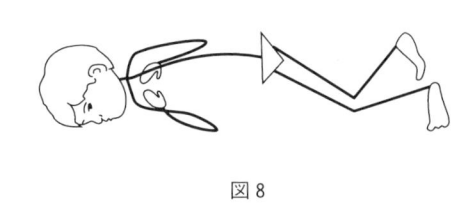

図8

(3) 坐 位

これは背臥位での異常姿勢が垂直位で表現された形と考えられる。それ以前に、重度の四肢痙直型・アテトーゼ型の子どもでは、床の上に坐らせることは股関節伸展のため不可能である。無理していすに坐らせると図9のごとくな

図9

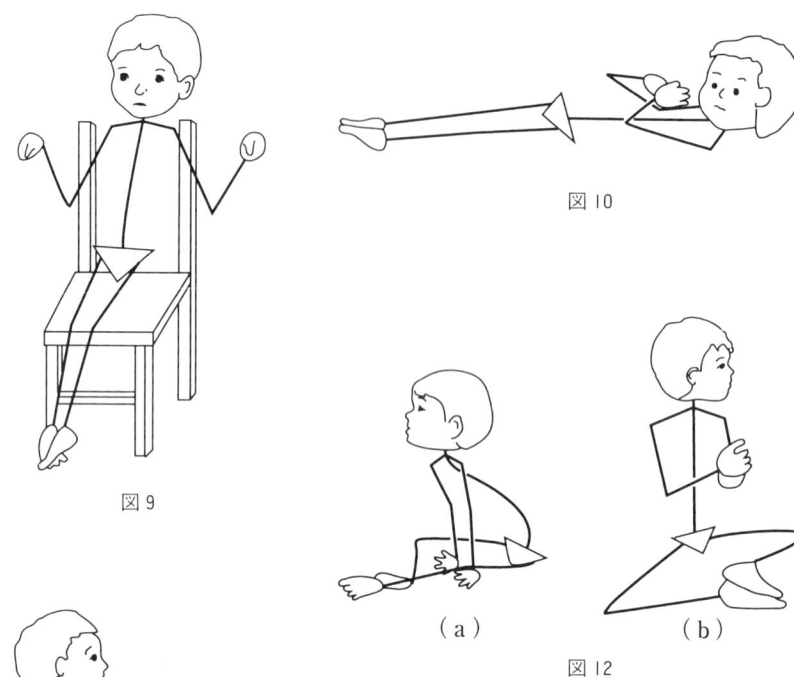

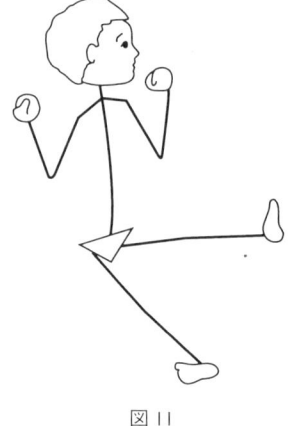

図10

図11

図12 (a) (b)

　　　　　　　　　　　　　　　　る。頭は後にそり返り、肩は後方にひかれ、両上肢はやや外転するが、肘関節・手関節は強く屈曲している。下肢は股関節、膝関節、足関節で伸展し（足関節は厳密には屈曲）、お尻はいすに深く腰かけることができない。筋緊張がたかまると体はいすから前方にずり落ちる。この子どもを床の上におくと図10のようになる。すなわち頭と体を後にそりかえし、両上肢を体幹の横にかたくくっつけ、両下肢は強く伸展する。中等度アテトーゼ型脳性麻痺児では、床上坐位可能であるが図11のような姿勢となる。また筋弛緩型痙性麻痺（知的発達障害児に多い）の子どもでは図12a、図12bのような姿勢をとることがある。

第3章　各種麻痺に対する対応について　109

(4) 脳原性運動障害児の異常姿勢

脳原性運動障害児の異常姿勢は、体位交換または動きをともなうときにはっきり現れる。

1)　起きあがり

①正常な起きあがり→図13

②異常な起きあがり→図14

2)　寝がえり

①正常な寝がえり→図15

②異常な寝がえり→

　　a) 痙直型両まひ→図16 a

　　b) アテトーゼ型（中等度）

　　　→図16 b

3)　背臥位移動

背臥位移動は、重度の脳原性運動機能障害児によく見られる移動パターンであるが、禁止されるべき動作である。

①重度痙直型の子ども→図17 a

②中等度アテトーゼ型の子ども→図17 b

4)　はいはいの異常姿勢

①中等度痙直型のずりばい移動（図

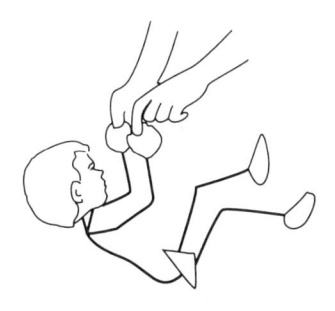

図13　健常児の引っぱられ姿勢

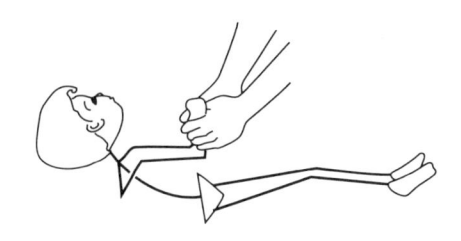

図14　脳性麻痺児の引っぱられ姿勢
頭部と臀部体幹の伸展が強まるとともに、股関節と下肢の屈曲が誘発、強まる。

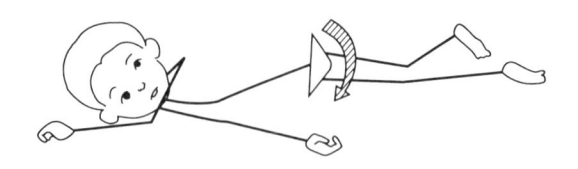

図15　健常児の寝返り姿勢（あおむけからうつぶせに）
骨盤帯と肩甲帯との間に捻れの度合いのちがい、すなわち回旋が起こっている。図では肩甲帯の捻れが強い。

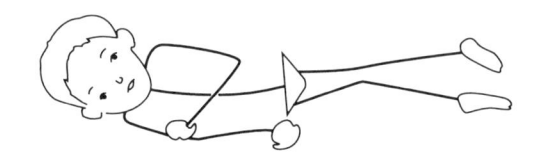

図16a　痙直型両麻痺
頭部と上側上肢（右）と体幹を屈曲させて寝返りを始める。そのとき骨盤と上側下肢の過度伸展が見られ、下肢が内旋する。肩甲帯と骨盤帯の捻れの度合のちがいが少ない。

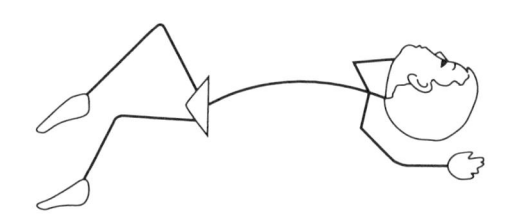

図16b　アテトーゼ型中等度
骨盤と下肢屈曲から寝返りを始める。そのとき上肢・体幹の伸展が非常に強まる。肩甲帯と骨盤帯との間の捻れのちがいが少ない。

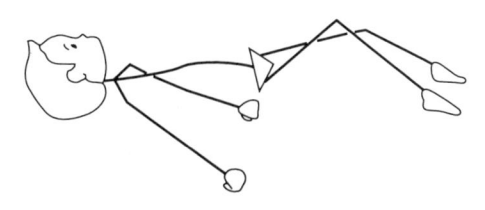

図17a　重度痙直型の子ども
つま先を使って移動するが、そのパターンで頸・体幹の過剰伸展が強まる。

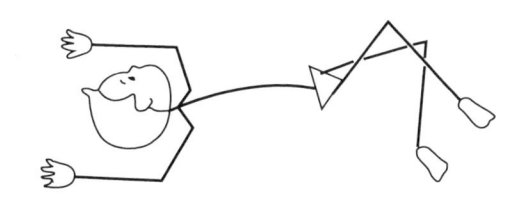

図17b　中等度アテトーゼ型の子ども
同じく頸・体幹の過剰伸展があると同時に肩の後退があり、体幹の不対称性が強まる。

18 a)

前腕に体重をかけ、両側上肢の交互運動で前に進み、両側下肢は伸展したまま。

②うさぎとび移動→**図18 b**

対称性緊張性頸反射の影響をうけていると考えられる移動方法で、両下肢の交互性の運動がないのが特徴。すなわち頸筋の伸展で両上肢が伸展し、下肢が屈曲している。子どもは坐った姿勢のまま移動する形をとる。それゆえ、痙性麻痺の子どもの坐位の特徴、いわゆるとんび坐り（割り坐ともいう）のまま移動する形をとる。両下肢外転内旋位で、両下肢の間にお尻を落としたりあげたりする。この移動方法を続けると両下肢の相反運動が妨げられ、立位をとった

ときに両下肢を交互にだすことができなくなる。また体幹部が棒状のように伸展し、坐位での体幹のひねり運動も妨げられ、坐位でのバランス運動も不完全となる。

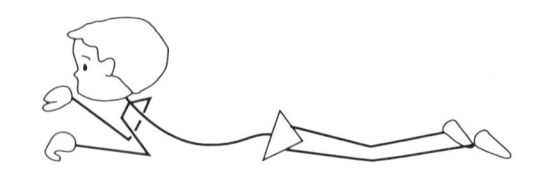

図18a　中等度痙直型のずりばい移動
前腕に体重をかけ、両側上肢の交互運動で前に進み、両側下肢は伸展したまま。ただしお尻があがりさがりする（股関節のわずかな屈曲運動をする）。

中等度アテトーゼの子どもも同じような移動をするが、そのときは跳びはねるような移動ではなくて、支持し、伸展した両側上肢に下肢がひき寄せられるような移動、すなわち1回1回お尻をあげさげするような移動となる。

5）ひざ立ち移動

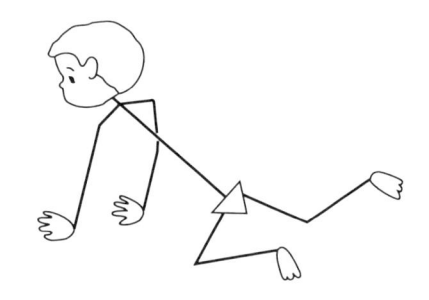

図18b　うさぎ跳び移動
本文参照のこと

　痙直型の子どもはひざ立ち移動が苦手で、ひざ立ち移動を経験しないまま、つかまり立ち移動をすることが多い。もしひざ立ち移動ができれば、痙直型であっても軽度である証拠となり、将来独歩が可能と推定される。アテトーゼ型は、軽度であればひざ立ち移動可能であり、苦手である四つばい移動よりはこちらの床上移動の方を選ぶ。ただしそのときは両側上肢は外転位で挙上し、両側下肢は外転位で内旋していて、移動リズムは歩幅の一定しないアテトーゼ跛行（ちょこちょこ歩き）パターンをとる。

6）つかまり立ち・つたい歩き

　ダイプレジア型痙直型の子どもは上肢が比較的よいので、つかまり立ち・つたい歩きをするが、体幹下部→下肢の筋の異常な緊張によって、両下肢は股関

節屈曲、内転内旋位および膝関節屈曲、両足関節尖足内反（経過により外反に変化）の典型的鋏足変形を示す（図19）。痙性の軽い子どもであれば、立位で変形矯正は可能であるが、つたい歩き等の動作をともなうとふたたび強まる傾向がある。

アテトーゼ型の子どもは、軽症児でも上肢の機能障害が強いため、手掌・手先を使ってのつかまり立ちが困難である。こういう子どもは、比較的機能の良い両下肢を使って、歩行車（歩行器四輪型）での腋窩支持での移動を好む。アテトーゼ型でつたい歩き可能であれば、将来上肢の比較的よい機能が望める。

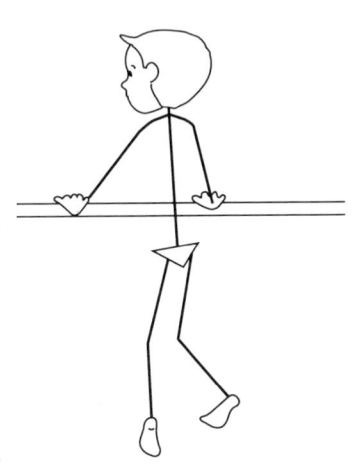

図19　ダイプレジア痙直型の子どものつかまり立ち
　　本文参照のこと

7）立位・独歩

図20 a はダイプレジア型痙性麻痺児に見られる歩行姿勢である。歩くときの歩行パターンは痙性跛行（パタン、パタンと歩く）となり、下肢の変形の程度が強くなるにつれて、努力歩行、そして歩行不能となる（すなわち要杖支持歩行）、ダイプレジア型は体幹上部、両上肢の機能の比較的よいのが特徴であるが、巧緻性をともなう手指の運動となると、連合運動パターンに邪魔されて、すばやい動作が苦手となる。

比較的軽症のダイプレジア、またはパラプレジア型痙直型の子どもでは、図20 a' のように両下肢の内転・内旋が強くなくて、かわりに体幹前傾、股軽度屈曲、反張膝、尖足傾向の足部の姿勢をとることがある。こういう子どもの下肢交互性は比較的良く、四つばいも健常にちかい動作を行うことができ、機能的にも比較的効率のよい歩行が可能である。

両膝関節の反張はかなり強い場合がある。脳性麻痺児の反張膝は、大腿四頭

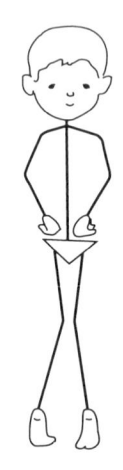

図 20 a　ダイプレジア痙直型の子どもに
　　　　ふつうに見られる立位歩行姿勢
　　　　　本文参照のこと

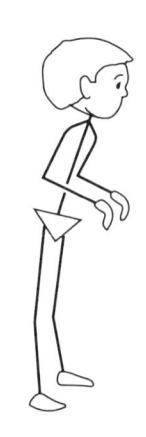

図 20 a´　ダイプレジア痙直型のなかで軽
　　　　症の子どもまたはパラプレジア
　　　　痙直型の子どもに見られる立位
　　　　歩行姿勢
　　　　　本文参照のこと

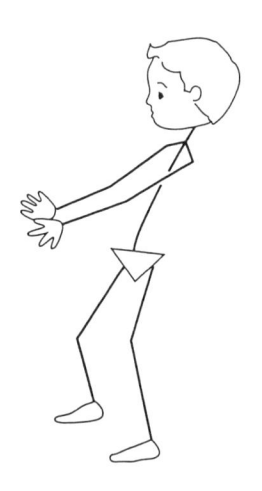

図 20 b　アテトーゼ型軽度の子どもの立
　　　　位歩行姿勢
　　　　　本文参照のこと

図 20 c　片麻痺痙直型の子どもの立位歩
　　　　行姿勢
　　　　　本文参照のこと

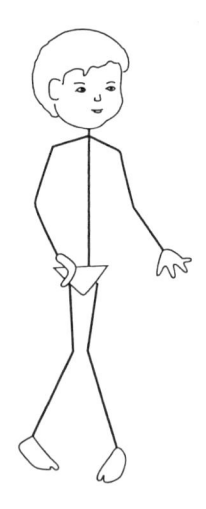

筋短縮およびアキレス腱（下腿三頭筋）の軽度短縮による（手術適応である）。

図20bは軽度および中等度アテトーゼ児の立位・歩行姿勢である。すなわち腹部の前方突き出し、両上肢挙上、両下肢外転位、両膝関節軽度屈曲、両側足尖足傾向の姿勢をとり、しばしば姿勢の安定（上肢の不随意運動を抑制するために）のために両手を握っていることが多い。

歩行は一歩一歩バランスを確保してから下肢をやや外転分回し様に出して歩く。歩き方はおそい（下肢の片脚支持はとれない、したがって下肢交互運動はスムースに行えない）。

図20cは片麻痺痙直型の子どもの立位・歩行姿勢である。この際成人の脳血管障害者と似た姿勢をとるが、下肢変形は成人にある外転外旋位肢位をとることはまずなく、内転内旋肢位で、足部は内反尖足変形となる。脳性麻痺児の片麻痺型は、大部分歩行可能であるが、強い知的障害、失調重複、てんかん重複、アテトーゼ重複をともなえば歩行不能もありうる。アテトーゼ重複をともなうときは、患側上肢は、肩関節外転外旋、肘関節屈曲、手掌掌曲、手指屈曲となる。

筋弛緩型痙性麻痺は、筋緊張低下により抗重力姿勢がとりにくいために、立位でふらつき、足部は外反尖足変形となる。ほとんどが知的障害をともなう。知的障害の重さにより歩行不能例もあるが、軽度・中等度例では、歩行開始のおくれはあっても歩行予後はよい。てんかん重複による転倒例もあり、手びき歩行が多く見られる。

3　ハンドリング手技の基本

ハンドリング手技は、専門性の高い手技で専門外の人が正確に覚えるのはむずかしいのではあるが、前述したとおり、よいポジショニングをえるためには、覚えておかなければならない手技でもある。そのために専門の療法士からよく教えてもらう必要があるであろう。ここでは基本的な手技のみ解説する。

ハンドリングは、脳原性運動機能障害児の体に表現されている病的状態、すなわち異常な筋緊張、それによって導きだされた非対称、不安定な姿勢を修正することによって、望ましい筋緊張をえると同時に定着させ、正常に近い姿勢反応を誘導し、さらに随意運動をうながし、その結果子ども自身が自発的に行動できるようにすることで「コントロールするためのキイポイント」を使う（正しくはコントロールのキイポイントであるが、ふつうキイポイントコントロールといいならわしている）。

キイポイントコントロールは、身体の運動が始まる部分、すなわち体の中枢部、つまり頸部、脊柱、骨盤帯、肩甲帯を用いる。

筋緊張亢進つまり痙性が問題となっている場合は、異常な反応を適切なコントロールのキイポイントを用いて、子どもの姿勢の変化に適応するのを手伝う。そのことは同時に正常に近い運動パターンと自律姿勢反応を促進させる。

姿勢トーンが低い場合または間歇スパスムスと不随意運動が見られる場合は、適切な「コントロールのキイポイント」に圧を加えて、子どもに固定点を与え、重力に抗して姿勢の維持ができるようにして、子どもの運動の質を整え、段階づけ、改良できるように手助けをする。

①背臥位で頭を後に押しつける場合、図21、解説文を参照のこと
②坐位で頭・肩を後にそりかえすとき、図22、解説文を参照のこと
③頸が不安定で、前および後にばったり倒れるようなとき
　図23、解説文を参照のこと
④痙直型の長坐位
　図24、解説文を参照のこと
⑤アテトーゼ型の長坐位
　図25、解説文を参照のこと
⑥片麻痺痙直型の手指
　図26、解説文を参照のこと

図 21

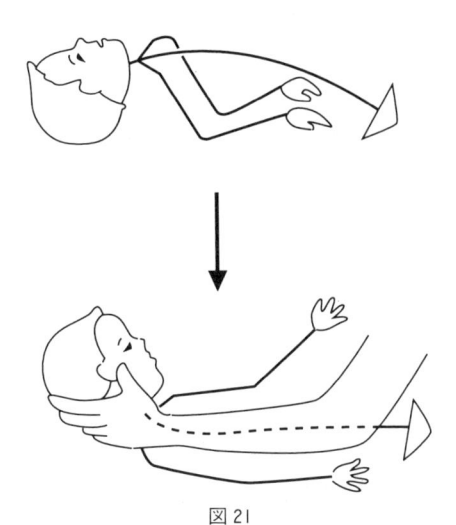

脳性麻痺児の中には、頭を後におしつけると同時に肩を前方につきだしてくる場合がある。そんなときは子どもの頭の両側に手をそえて"長い首"にする感じで頭をひきあげる、このとき同時に術者の前腕で子どもの肩をおしつけるようにする。
(ナンシー・R・フィニィ『脳性まひ児の家庭療育』より引用・改変)

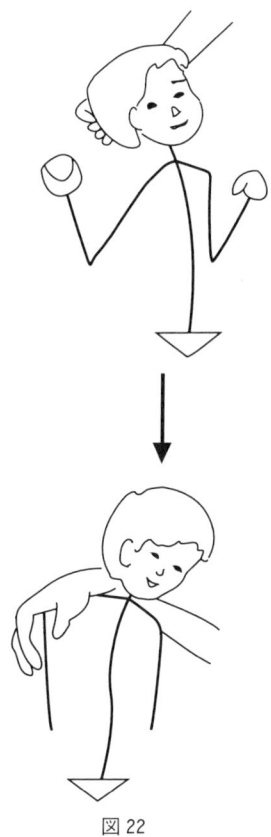

図 22

坐位で頭部の後退は術者の手で頸・肩に手をあてて、頸を前屈、肩を前方に押し出すようにすれば頭部屈曲が促進され、上肢を正中線に向かって前方にもってこられるようになる。
(『脳性まひ児の家庭療育』より引用・改変)

図 23

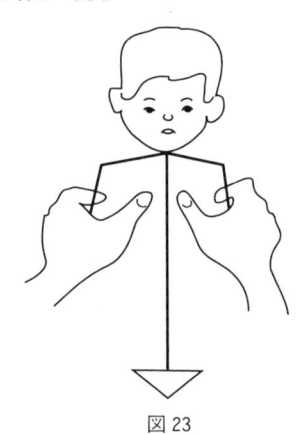

上肢の最上部のまわりをしっかりつかみ、肩を前方にひきさげてやると、肩甲帯が安定し、子どもが顎をひいて頭を正中線に起こしたまま保つのを助ける。
(『脳性まひ児の家庭療育』より引用・改変)

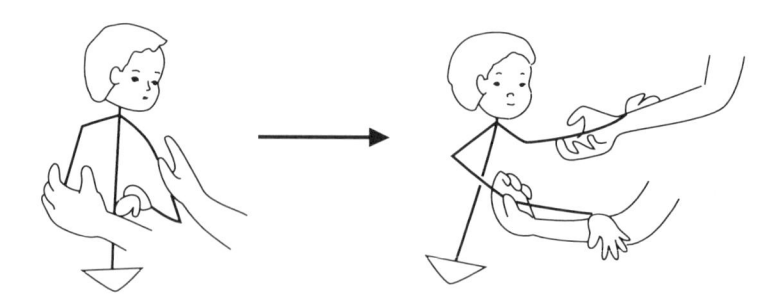

図24　痙直型の子どもの長坐位

痙直型の子どもの長坐位で、肩が内側に丸まり上肢が強く内転、肘関節が強く屈曲し、両股関節が伸展して、後方に体幹が倒れそうなときは肘の外側と上肢の上部に術者の手をそえて子どもを支え、なおかつひきよせながら同時に両上肢をもちあげ、外向きにする。このようなハンドリングによって子どもは頭をあげて脊柱をまっすぐにのばし、股関節をまげるのを助けることができる。
(『脳性まひ児の家庭療育』より引用・改変)

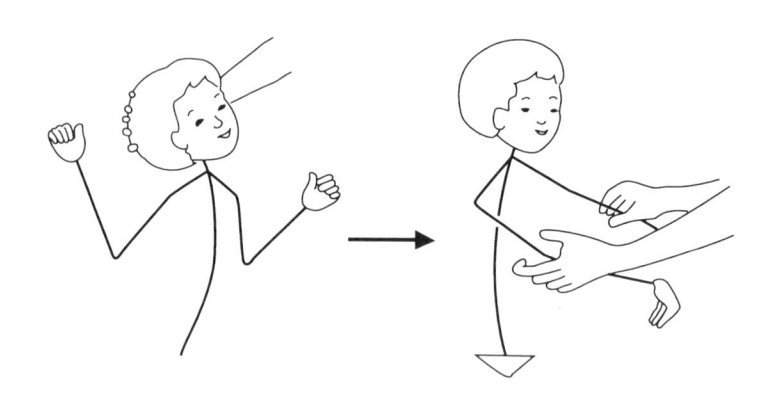

図25　アテトーゼ型重度

アテトーゼ型で、上肢は屈曲、外転・外旋し、肩が弓なりに後にまがっているときは、子どもを術者の方にひきよせながら同時に肩を内向きにしてさげ、上肢を内旋しつつ伸ばしてやる。こうすると子どもが頭を前にだすのを助け、脊柱の伸展と股関節の屈曲をうながす。
(『脳性まひ児の家庭療育』より引用・改変)

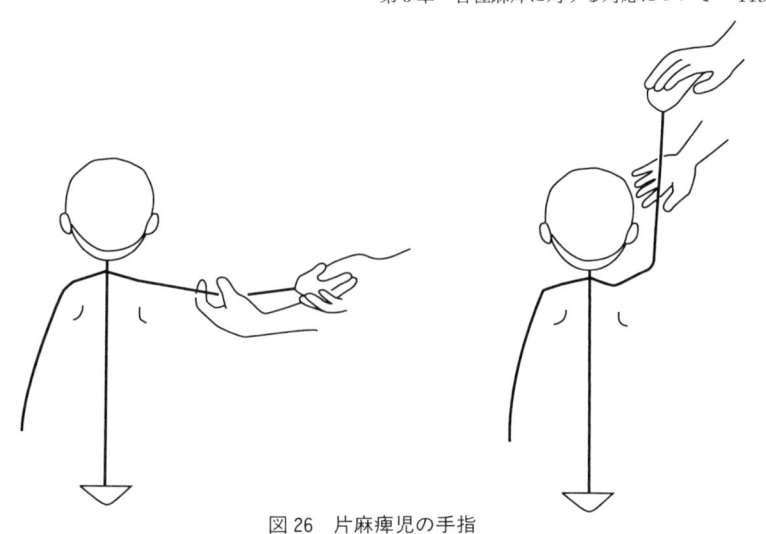

第3章　各種麻痺に対する対応について　119

図26　片麻痺児の手指

痙直型片麻痺児の手関節掌屈、手指屈曲、拇指内転変形に対しては、上肢を伸展・外旋、前腕を回外位にして拇指を外転させ、上肢を挙上して腰を伸展すれば指が容易にひらく。
(『脳性まひ児の家庭療育』より引用・改変)

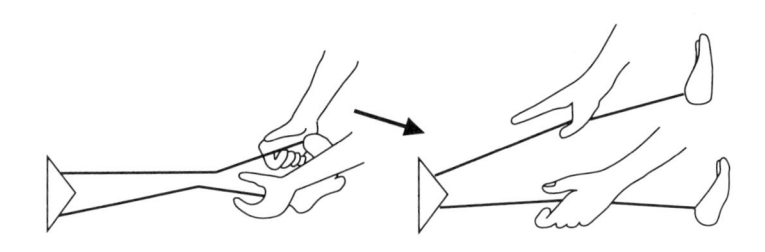

図27　痙直重度の下肢

重度の痙性をともなう子どもがあおむけに寝ているときに見られる両下肢の伸展をともなう内転内旋姿勢のとき、膝関節のところかまたすぐその上の部位に手をあて、下肢をコントロールしながら（細かな震動を与えながら）両下肢をひきはなして股関節を外旋する。下肢は伸展位で外転すると足首の外転と背屈が楽になる。
(『脳性まひ児の家庭療育』より引用・改変)

⑦痙直型重度の下肢

　図27、解説文を参照のこと

⑧痙直重度の足および足指

　図28、解説文を参照のこと

⑨重度痙直型の全身的屈曲姿勢

　図29、解説文を参照のこと

⑩子どもをローラーに乗せる前に、体幹と下肢を伸展させる法

　図30、解説文を参照のこと

⑪子どもの骨盤の位置の調整

　図31、解説文を参照のこと

⑫アテトーゼ型の長坐位

　図32、解説文を参照のこと

⑬比較的軽度アテトーゼ型、痙直型両まひ児に正しい歩行パターンをとらせる

　図33、解説文を参照のこと

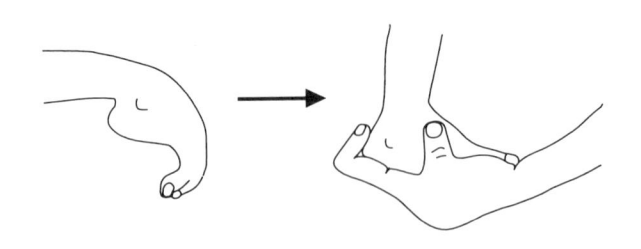

図28　痙直重度の足および足指
足の尖足および足指の屈曲に対して、膝をまげて他方の手で踵と足をつかみ、その足を正中線を保ったまま、ゆっくり踵をさげる。
(『脳性まひ児の家庭療育』より引用・改変)

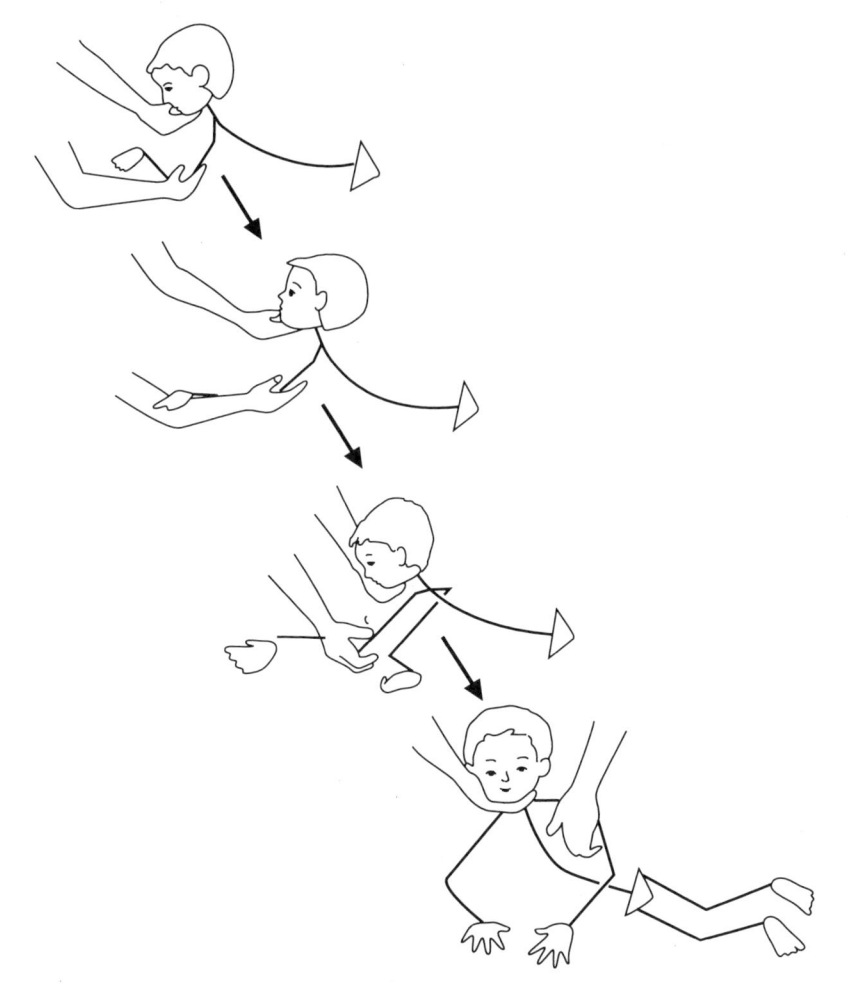

第3章 各種麻痺に対する対応について　*121*

図29　重度痙直型の全身的屈曲姿勢
重度痙性のある子どものうつぶせ位の強い屈曲姿勢に対しては、バルーンを使っての体幹を伸展させたり、おとなの膝の上で体幹の伸展を試みて後、次のような手技を使う。
　頭を持ち上げると同時に一側上肢を前に持ってくる。その上肢をさらに持ち上げ伸ばしながら、上腕を外転する。頭を起こしたまま上肢を伸展させ保つ。上肢の重さが感じられなくなり、肩の押しつけがなくなるまでそのまま待つ、上肢を支持面にそのままおく。同じことを他側の上肢で行う。そのとき頭部の屈曲が起こらないようにすること、子どもの上肢を伸ばしながら頭をもち上げておくと、脊柱、股関節、下肢の伸展が楽に行える。
（『脳性まひ児の家庭療育』より引用・改変）

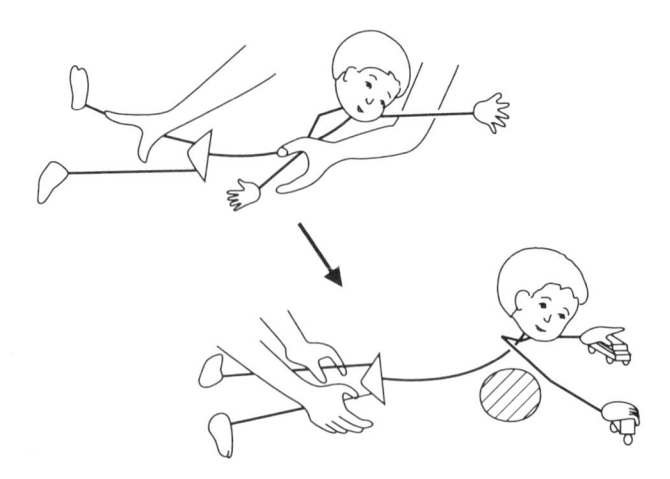

図30 ローラーに乗せる前に体幹と下肢を伸展させる法
術者の両手を図のようにあてがって子どもの下肢がまっすぐ伸び、外向きにさせるように保つ。子どもがローラーに乗っているとき、上肢の位置をコントロールするのに困難がなければ、両下肢の大腿の外側に手をあてがい、下方にひっぱるようにして外転・外旋する。

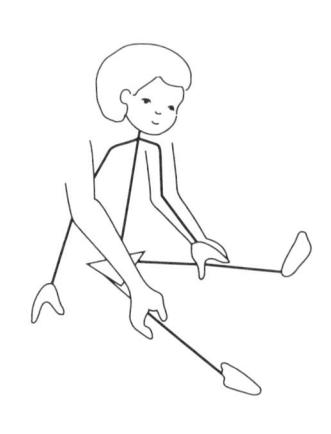

◀図31 子どもの骨盤の位置の調整
子どもを椅坐位で正しく坐らせたり、長坐位で正しく坐らせるためには、骨盤が後の方に倒れているのを修正する必要がある。骨盤の位置の矯正のハンドリングはむずかしいので、専門の理療士の指導をうける必要がある。体幹の屈曲をともなっての骨盤の修正は、骨盤に正しく手をあて下方および前の方に回旋するように力を加える。また体幹の伸展をともなっているときの骨盤の修正は、骨盤そのものよりも胸廓に手をあてがい胸を丸くするような形で力を加える。左図のような長坐位は、骨盤の位置の修正なしでは、坐ることができないであろう。この図のような姿勢がむずかしいときは、椅坐位で正しく坐ることがすすめられる。
(『脳性まひ児の家庭療育』より引用・改変)

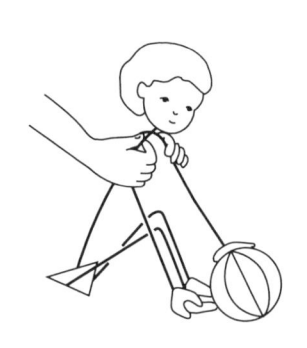

図32　アテトーゼ型の長坐位
アテトーゼ型脳性麻痺児は、広い坐面をもって長坐になることができるが、その際、頭と体幹を過度に伸展させ上肢を後退している。その際骨盤は前傾させている。そのために上肢を前に出すことができない。上図はそのような姿勢を矯正する方法である。図は肩甲帯を内方に強くよせている。

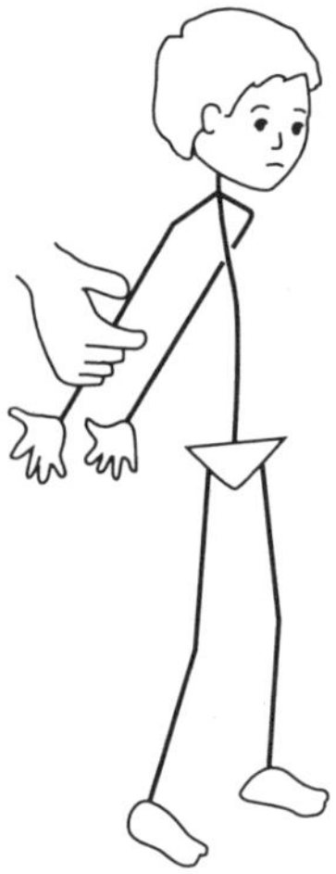

図33　比較的軽度アテトーゼ型痙直性麻痺児に正しい歩行パターンをとらせる
子どもの両上肢は、斜め後方に伸展させる肩は外旋位にして前方におしあげる。そして子どもの体重を前方にのせる。
(『脳性まひ児の家庭療育』より引用・改変)

4　禁止すべき動作

(1) 子どもの頭の後屈・前屈を後頭部をつかんで修正する（正しくは子どもの頭をつかむときは両手で側頭部を）。

(2) 上肢の屈曲を、手首および前腕を使って修正する（正しくは肘関節かそれより上の上腕部をつかむ）。

(3) 下肢の内転・内旋を足首・下腿を使って修正する（正しくは膝関節かそれより上部の大腿をつかむ）。

(4) 手指・足趾の屈曲を術者の手を使って修正する（正しくはハンドリング手技にのっとって、肩、上肢の修正共同パターンを使う）。

(5) 足の変形を足の前部を使って修正する（正しくはハンドリング手技にの

っとって足の中枢部を使う)。

(6) 背臥位にある子どもを手または前腕を使ってひき起こす（正しくは手を頭および体幹にそえてだき起こす）。

(7) 跳びはねる動作（マラソンもふくむ）

　急激な激しい動作は禁忌

(8) ボールなどを蹴る動作

　急激な激しい動作は禁忌

(9) 子どもを空中などに放り投げる

　急激な激しい動作は禁忌

5　ポジショニング

(1) 基本肢位でのポジショニング

　昼間、意識がはっきりしているときの床の上での肢位は腹臥位が基本である。上肢を頭の方に伸展位でもってくるために、ハンドリング手技の後に、ローラ、三角枕（ウェッジ）等（図35）を使う。障害の重い子どもおよびハンドリングはおとなの膝（片方の場合も両方の場合も）等もよく使われる。胸部

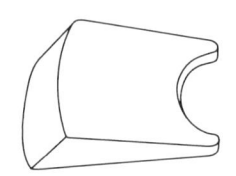

図34　チェストウェッジ
頭部コントロールがまだできなくて屈曲した上肢を体幹の脇においているような子どもに使う。チェストウェッジは胸幅よりせまく、両上肢をその側面に持ってきて、前腕に体重がかけやすくなる。
(『脳性まひ児の家庭療育』より引用・改変)

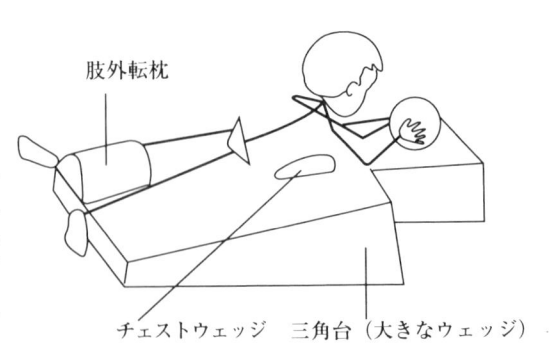

図35
(『脳性まひ児の家庭療育』より引用・改変)

肢外転枕　チェストウェッジ　三角台（大きなウェッジ）

のくりこみのある小さなウェッジが使いやすい（図34）。屈曲パターンの強い場合ではじめから腹臥位が無理な場合は、腹臥位マットレスの使用および側臥位の肢位使用が考えられる（図36a、36b）。腹臥位は上肢使用を誘導する肢位とも考えられるが、より能動的に上肢使用を誘導するためにバルーン使用も考えられる（図37）。夜間睡眠のために使用されるのは、背臥位と側臥位であるが、屈曲パターンの強い子どものポジショニングには、ハンモック様のものの使用等を考えた種々の工夫が必要であろう（図38）。

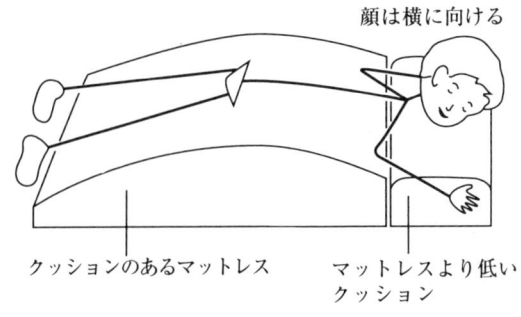

顔は横に向ける

クッションのあるマットレス　　マットレスより低いクッション

図36a　腹臥位マットレスの使用
（『障害児の発達とポジショニング指導』より引用・改変）

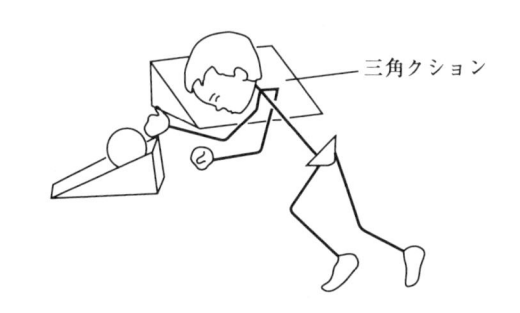

三角クション

図36b　側臥位での三角ウェッジ使用
（『脳性まひ児の家庭療育』より引用・改変）

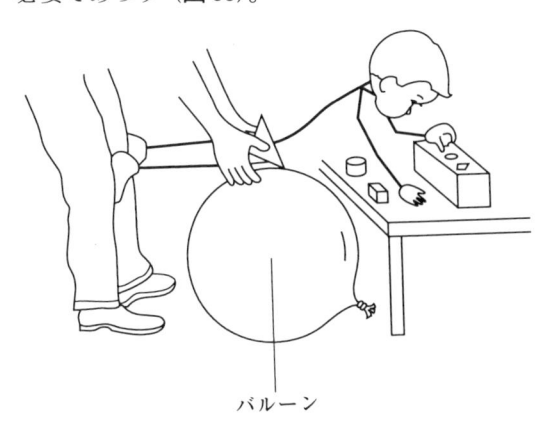

◀図37　バルーンを使用した腹臥位
（『脳性まひ児の家庭療育』より引用・改変）

バルーン

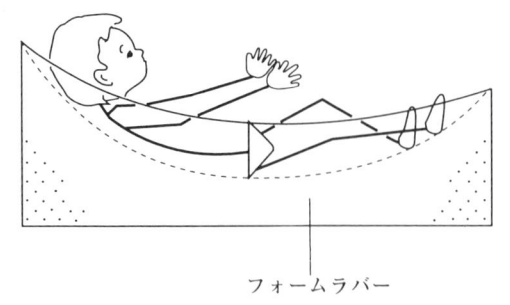

図38 夜間睡眠時の工夫：フォームラバーをハンモック様にくり抜いたものを使用
（『脳性まひ児の家庭療育』より引用・改変）

ただヒトは夜間睡眠時には、かなりひんぱんに体位変更を行っているので厳密な肢位設定はかなり無理で、またときに不眠等で問題となる（真に一つの肢位での睡眠となると、股関節軟部解離術後などに用いられる外転ギプス使用以外ありえない。その際も座ぶとん、枕、クッション類を多用する）。

(2) 移動とポジショニング

1) 抱いての移動

脳性麻痺児を抱くときの注意は、頭と体幹とが一直線の伸展位をたもち、垂直位に近く、両側上肢を伸展位のまま前にださせ、股関節を軽度外転でかつ屈曲そして下肢を外旋することである。また子どもを抱きあげるときの姿勢も大切である。

①抱きあげかた

　図39、解説文を参照のこと

②抱きかた（Ⅰ）

　図40 a、解説文を参照のこと

③抱きかた（Ⅱ）

　図40 b、解説文を参照のこと

④短い時間の抱く姿勢

　図40 c、解説文を参照のこと

⑤体重の重い子どもの抱きかた

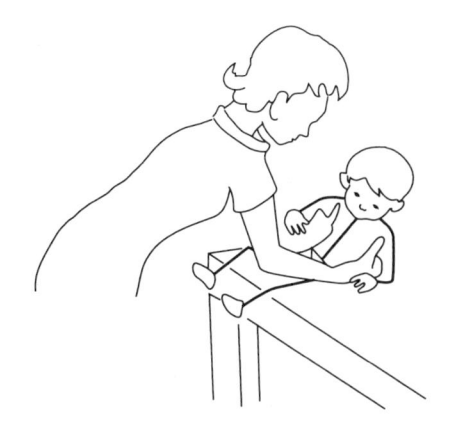

◀図39 抱きあげる方法
抱きあげるとき、両腋に手をいれて肩を内向きにしてもちあげる。抱きあげる人の肘で両下肢をひろげ、外向きにするようにする。
(『脳性まひ児の家庭療育』より引用・改変)

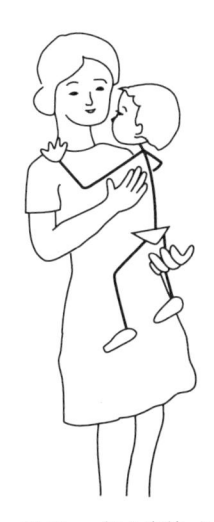

図40a 抱く姿勢-Ⅰ
抱いているときに両下肢を過剰にひろげたりすると股関節が伸展するので、抱く人の外側に子どもをもっていき、腰にのせて抱く。そうすると股関節を屈曲させることができる。この抱き方では子どもは体幹を左へやや回旋している。
(『脳性まひ児の家庭療育』より引用・改変)

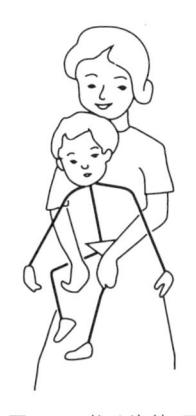

図40b 抱く姿勢-Ⅱ
図は母親が子どもを抱いている姿勢である。下肢は屈曲、外転・外旋になっている。
(『脳性まひ児の家庭療育』より引用・改変)

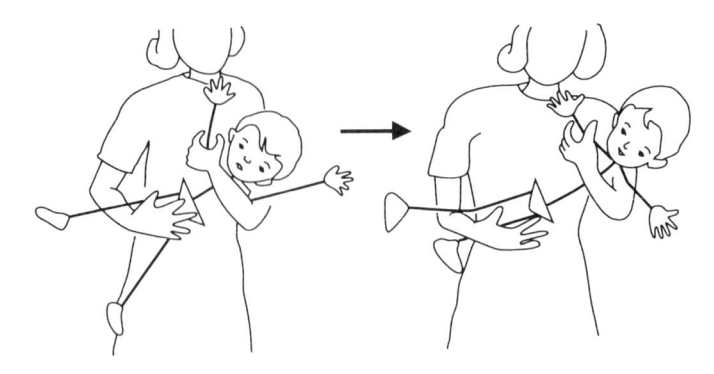

図40c　短い時間の抱く姿勢
家庭でちょっとした間に子どもを抱いてはこぶのによい方法は横向きにし、はこぶ人におしあてること、そのとき骨盤と肩の間に回旋をとりいれる。
(『脳性まひ児の家庭療育』より引用・改変)

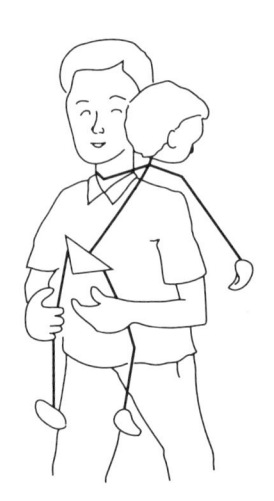

図40d　体重の重い子どもの抱き方
体重の重い子どもでは、上肢を抱いてはこぶ人の肩にのせ、下肢を大腿の高い位置でもつ。
(『脳性まひ児の家庭療育』より引用・改変)

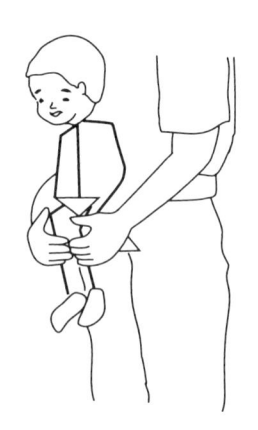

図40e　体幹の筋トーンが低い子どもを抱きはこぶ方法
(『脳性まひ児の家庭療育』より引用・改変)

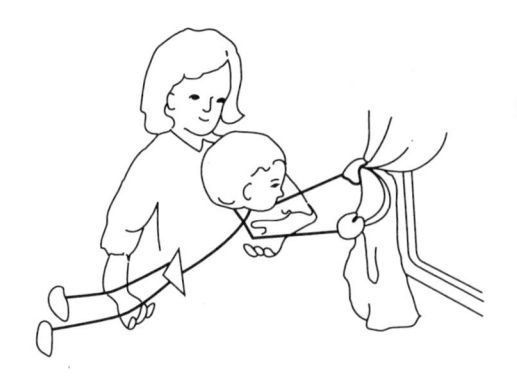

第3章　各種麻痺に対する対応について　129

◀図40 f　子どもが軽くて、活動的であるときの抱きはこぶ方法
（『脳性まひ児の家庭療育』より引用・改変）

　　図40 d、解説文を参照のこと
　⑥体幹の筋トーンが低い子どもの抱きはこぶ方法
　　図40 e
　⑦子どもが軽くて活動的であるときの抱きはこぶ方法
　　図40 f
　2)　道具を使っての自力移動法
　①腹臥位でのスクーター板様のものを使っての移動法
　　図41で示す。解説文を参照のこと
　②腹臥位車いす
　　図42はストレッチ型腹臥位車いすを示す。解説文を参照のこと
　③SRC-ウォーカー
　　図43で示す。解説文を参照のこと
　SRC-ウォーカーは、実力的には床上腹臥位ずりばい可能ぐらいの子どもに適用されるが、理論的には、早期に立位に準じた姿勢で頭部の安定をしやすくし、体幹の伸展を求めて、股関節屈曲を誘導し、膝関節伸展位させて立位感覚を養ういわゆる代替手段である。この姿勢では上肢も伸ばしやすくなる。
　◎この型のリハビリテーション器具は、現在では工夫されたものが市販され

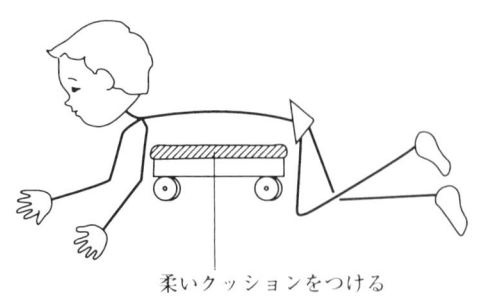

◀図41　腹臥位スクーター板様台車を使っての移動
スクーター板様の上に三角ウェッジ、外転ウェッジ、ローラーをつけ固定した道具類もある。

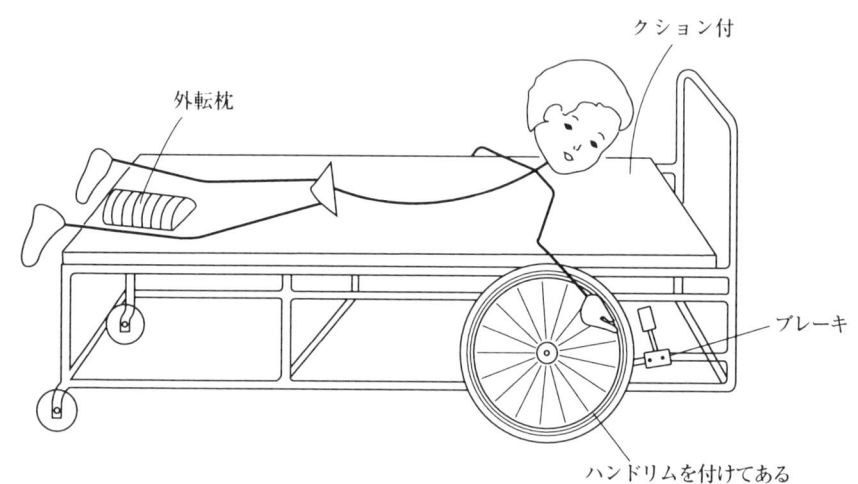

柔いクッションをつける

外転枕　　クション付　　ブレーキ　　ハンドリムを付けてある

図42　ストレッチ型車いす
比較的上肢機能のよい子どもに使用（ダイプレジア型・軽度アテトーゼ型）。整形外科手術後に好んで用いられる。広い平板の上に症状により、三角ウェッジ、ローラー、外転枕などをしっかり固定して用いると応用がひろがる。

ている。
　SRC-ウォーカーよりもより体幹の安定度があり、上肢使用可能のもので立位姿勢いまだしの子どもでは、次の傾斜板付車いすがより適応となろう（図44）。
　④車いすでの移動
　坐位をとっての自力移動方法は、なんといっても車いす移動であるが、ダイ

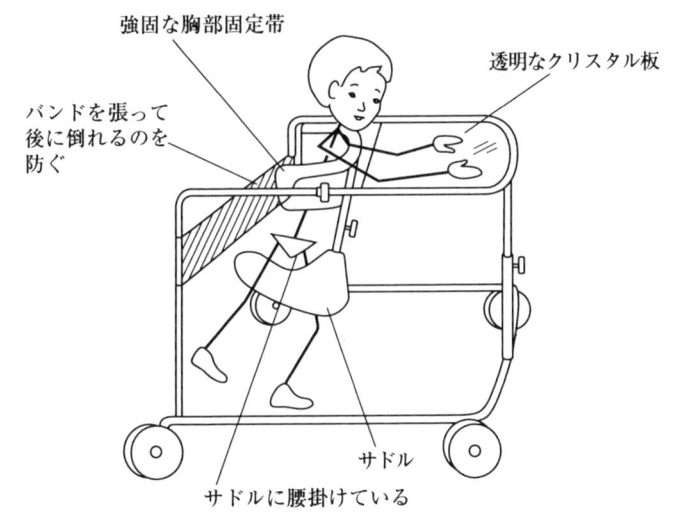

第3章 各種麻痺に対する対応について　131

図43　SRC-walker＝S・R・C ウォーカー
　　　（spontaneous reaction control walker）
胸部を前傾姿勢でしっかり固定し、準立位の形で下肢の交互性をひきだし、移動を誘発する。視点が高くなった分、子どもは喜ぶ。両側上肢は伸展位で前方に出させる。

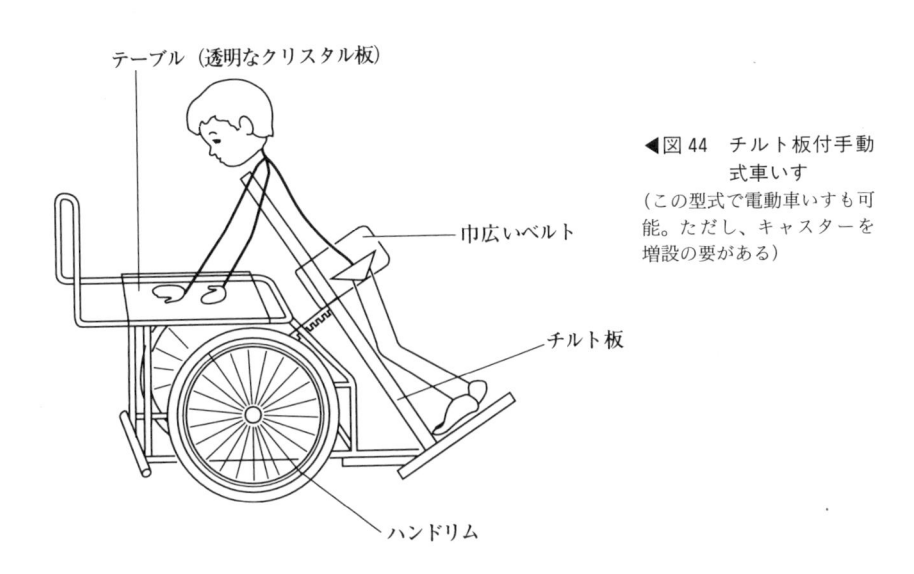

◀図44　チルト板付手動式車いす
（この型式で電動車いすも可能。ただし、キャスターを増設の要がある）

プレジア型痙性麻痺は上肢の使用に比較的問題なく、坐位での体幹部姿勢もよいので、車いす自体に標準型以外にそれほど工夫しなくてもよい。がこれらの子どもは、すぐに立位移動に課題がかわるので、車いす使用は長距離移動を必要とする屋外移動だけに限られるだろう。筋弛緩型痙性麻痺児は、上肢の肘関節伸展は可能であるが、手指部に問題があり、なによりも頸部、体幹部の安定が悪い。これらの子どもで頭部不安定のものは、車いすを自力でこぐことはできない。頭部をささえるヘッドレストを装置したバックレストを座席と90°にたもったまま後方に傾け（註：振り子方式、次頁参照）、なおかつ体幹部を対称位に保持するトランクサポート、または胸ベルトを必要とする。骨盤の後傾があるものは、骨盤クッションを必要とする。また下肢が膝関節伸展位になっているものは下腿ベルトを、足の尖足変形があるものはフットレストに工夫が必要かもしれない。しかしながらこれらの子どもに電力を動源とする車いすを処方するならば、手指の動きが可能な分、坐位での自力移動が可能になりうる。しかし電動車いすは、動きの早い分、自己および他人に危害をあたえるおそれがあるので、乗る前に訓練を必要とする。こういうことが考慮されないと、この子どもの車いす移動は結局他力移動となる。痙性をともなう四肢麻痺の子どもは、重度性に差があるので個々症例によって工夫のしかたがちがうのであるが、大部分は自力移動は無理か、あまり推奨されない。それゆえ体幹部の左右不対称、および骨盤後傾を修正しながら、本人の知的能力に応じて坐位保持装置を併用しての電力を推力とした電動車いすが一番よいという結論になる。

〈車いすと電動車いすについて〉

車いす、電動車いすは利用者の病態、利用目的、希望等によって実にさまざまに工夫され現在にいたっている。

(A) 車いす（図45）

まず車いすについては、基本構造として、自力移動用と他力移動用に分かれ

る（車輪にハンドリムがついているか否か）。大車輪の位置によって、前輪と後輪と分かれるがふつうは後輪用である。ブレーキも自力用と他力用（足ぶみブレーキもふくむ）とに分かれ、自力用で力が弱いときと工夫が種々可能（タッグブレーキ、エクステーションブレーキ）。本人用とは別に介護者用のブレーキも設置可能である。その他の構造上の改良点として、バックレスト（背もたれ）が後傾するか否か、後傾するとすればどの角度まで（最終的にはストレッチャーと同じ180°まで後傾可能であるが、そのときは後輪の位置を大きく後にさげる）。またバックレストとシートとの角度（85°〜90°）を一定にして後傾する振り子方式（reclining in space）も重度・重症児には奨用される。重症児には、体幹上部を坐位保持装置として作成、それを他力用の車いす台車にのせるものまである。バックレストの高さにも工夫がある。頭部不安定にはバックレストを高くし、さらに頭部受けとして枕をつける。体幹変形に対しては、坐位保持装置をそのまま使うもの、体幹パット（トランクサポート）をつける、体幹ベルトをつける等の工夫がある。シートに関しても、骨盤変形、骨盤後傾・前傾に対し、骨盤クッションに変形矯正操作をほどこす等の工夫がある。褥創予防のため、シートにはクッションをのせるのがふつうである（標準型にはついていない）。その他脊髄損傷者用にはアームレスト（スカート・ガード）を取りはずし式、または器械によって持ち上げ式

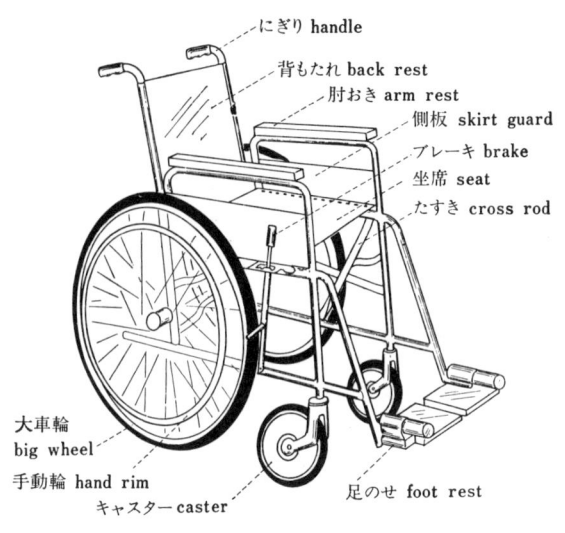

図45 標準型車いす

にして移乗にそなえる。片麻痺者に対して利き手側に二重のハンドリムをつけて、自力移動可能にできる。またレッグレストをスウィングアウトにして、立位をとりやすくする。座面を低くして下肢で車いすをこぎやすくすることができる。その他体幹が不安定で前に倒れやすい者に対しては、テーブルをつけて前傾を防ぎ、なおかつ上肢の使用をしやすくする。下腿・足・足指変形に対しては、バンド、フットレスの角度、ヒールループ、トゥループなどを工夫する。知的障害が強くて後方に転倒のおそれがある者には、転倒防止装置、手指を大車輪の中に突っこむ者に対して、カバーをする等の工夫も必要である。収納に関しては、フレームにクロース棒（いわゆるたすき）をつけることにより、側方から圧縮が可能になり収納しやすくなっている。またもちはこびに便利なよう、軽量化にも努力されている。

(B) 電動車いす（図46、47a、47b）

電動車いすは車いすなので、上記車いすに装着可能の種々の工夫もほとんど設置が可能であるが、電動車いすとして、別個の問題点も派生する。たとえば

① スピード調節とブレーキ
② スウィッチの工夫
③ コントロール・ボックスの位置
④ 力源としての蓄電池の容量および可能走行距離
⑤ 充電装置
⑥ 全体重量（車いすより重たい）
⑦ 高価格と福祉での交付基準のしきいの高さ

しかしながら、これらの問題は、各業者等の工夫・努力によってかなり改良されてきた。すなわち、普通の車いすの車体フレーム枠に、電動用車いす用のユニットをセットすることにより、重量が軽くなってきた。収納が簡単になる。価格もやすくなるなどである。さらに蓄電池の改良により、性能がよくなり5キロメートルぐらいは往復可能、重量も軽くなった、充電操作も簡単にな

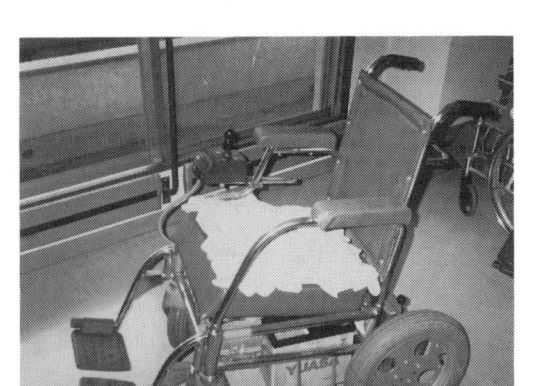

第3章　各種麻痺に対する対応について　135

図46　標準型電動車いす

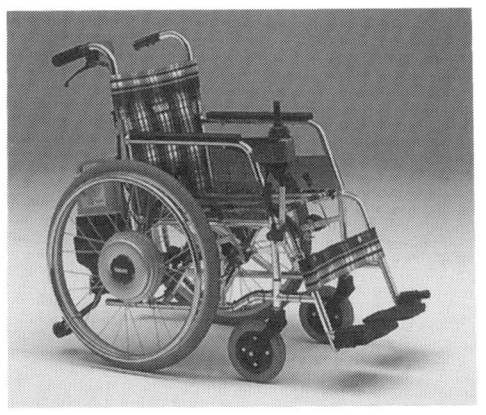

図47a　簡易型電動車いす Ⅰ
ヤマハ発動機株式会社製 JW-Ⅰ。普通の車いす枠に車いす用電動ユニットをセットする方式と、はじめから電動ユニットが固定されたものがある。

図47b　簡易型電動車いす Ⅱ
ヤマハ発動機株式会社製 JW-Ⅲ。固定式で重量は重いが、電動でシートの高さが調節可能、バックレストの後傾角度がとれる。アームレストが持ちあがる、そしてシートが回転する等で重度者向きにできている。また介護しやすいよう工夫されている。長距離移動に最適。

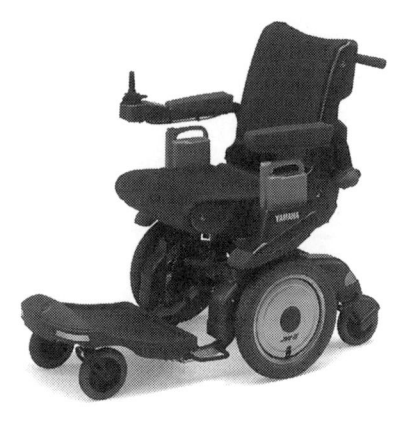

った等である。これらの電動車いすを簡易型電動車いすと呼ぶが、これらの出現により、従来型の電動車いすよりこれら車いすの方が実際面で主流になろうとしている。それにより利用者年齢を今までよりひきさげることが可能になってきている（今までは、おとなはいろいろ理くつをつけて、電動車いすを子どもの障害者には利用させなかった）。

現在の簡易型（軽量型ともいう）車いすは電動と手動とが簡単に切りかえられ、利用者が人ごみのなかとか危険のあるところにあった場合、随時、手動に切かえることができるようになっている。そのため、子どもでも人ごみ・雑踏にいたとき等でも、また本人自身が電動を推力に応用する自信がないときでも、または電動車いす操作訓練時でも、バッテリー切れしたときでも使えて、実に重宝である。そのことから福祉に関しては、役所は、この簡易型にかぎり低年齢でも交付許可を与えるべきであろう。

(3) 坐位でのポジショニング

重度・重症の脳原性運動機能障害児には、幼少時から、日常生活に坐位保持装置（シーティングシステムともいう）を使うことがすすめられる（図48a、48b）。

坐位保持装置の特徴は、体幹・骨盤部の変形を修正し、かつ股関節を85°～90°屈曲位に保持したまま、体幹を後傾させることにより（後傾角度は症例によってちがう）、頚部、肩甲帯、上肢および上部体幹（これらの筋緊張と異常姿勢）の異常な筋緊張と異常な姿勢を矯正できるところにある。かつてはこれらは、ハンドリング操作とポジショニングで一生懸命修正が行われてきたが、長い目で見るとかならずしも成功したといいがたい。それゆえ、幼少期には、この装置を利用して、頚および上部体幹の異常パターン・姿勢の修正に重点をおき、呼吸、摂食、上肢機能、コミュニケーション、発語誘発等に改善をはかるべきである。というのもこの装置を適正に使用することにより、子どもの心

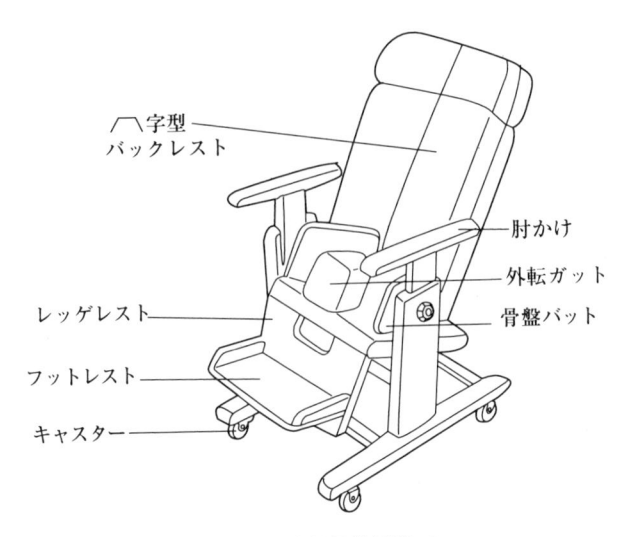

第3章　各種麻痺に対する対応について　137

図48a　坐位保持装置-Ⅰ
三角型リクライニングいす（振り子方式でリクライニング可能）

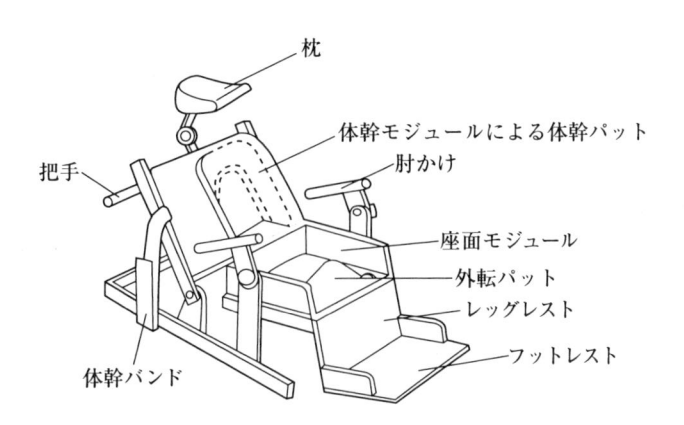

図48b　坐位保持装置-Ⅱ
オーダーメイドによるモジュール型坐位保持装置

の安定性、自律性、充実感がえられることが確実だからである。

　坐位保持装置の限界または欠点は、移動が自らできないところにある。不安定な坐位でも、坐位がわずかでも可能になったら、SRC-ウォーカー等のリハビリテーション器具を使って、下肢を使った動作を組みいれるべきと思う。

　この際考えるべきは床上移動動作で、5～6歳すぎたら（正しくは、第一反抗期にはいったら）、割り坐、うさぎとび移動等の異常パターンをわずかながら使うことはやむをえないと思う。その際、割り坐では、極端な内旋位を修正、うさぎとびで極端なとびあがりを修正しつつ、ことばでその誤りを伝え、子ども自身での修正の意識をもたせるべきである。

(4) 立位姿勢でのポジショニングとリハビリテーション器具

　上部体幹に筋トーヌスの異常、異常姿勢、異常運動の見られない症例は、下肢の変形が見られないかぎり、骨盤異常の修正、下部体幹→下肢の筋トーヌス異常の修正、訓練器具を使ってのゆっくりした立位移動訓練を行えば、理論的に比較的よい歩行パターンがえられるはずである。が現実では、①よい立位姿勢と十分なバランス訓練が行えていない、②下肢変形の十分な修正が行えていない、③必要に応じて車いすのリハビリテーション器具が使用されていない等の問題で、まだ独歩させるのに早すぎる段階、杖歩行させるのに早すぎる段階で独歩させ、杖歩行させている。そのために股関節変形をふくめた下肢変形があるがまま異常パターンで移動していることが多い。

　このような問題点を解決するためには、①早期訓練の実施とすぐれた訓練手技、②子どもの動きたいという意欲に応えたリハビリテーション器具の十分な活用が必要と思う。現状の訓練手技は、このような子どもに対して、移動してからの修正手技に終始しているところに問題があると思う。そうなると訓練だけでは間にあわず、整形手術も必要とされるが、それを行ってもなおたりないということになる。現在はこういうところを医師・訓練関係者が厳密に検討す

べきときなのかもしれない。また保護者たちも自らの判断で歩かせたり、異常パターン修正の目的で、歩いていた子どもが、リハビリ器具を使わせられたりすると、子どもの機能が低下したかのような誤解をもつことがあるので、啓蒙も大切かと思う。

次に、立位移動に使われるリハビリテーション器具を順序だてて記載する。

①前述したSRC-ウォーカーが、前段階で使用される。

↓

②次に、腰かけ付、四輪型歩行器が腋窩支持で使用される（図49）。

↓

③両側上肢の肘関節伸展位が保たれるようになったら、折りたたみ式押し車式歩行器で両側上肢伸展位で歩行器を押す。肘関節伸展位をえるためには、その前に姿勢コントロール型歩行器が使用されるかもしれない（図50 a、50 b）。

↓

④次に、棒が平べったい板になっている平行棒で、つたい歩き訓練で下肢交互運動を覚える。と同時に2本の棒を使っての立位訓練が必要で、はじめのう

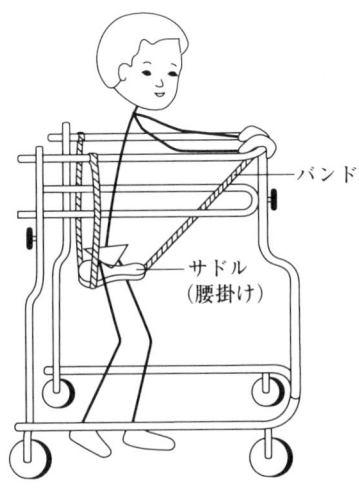

図49　腰掛けつきU字型四輪型歩行器

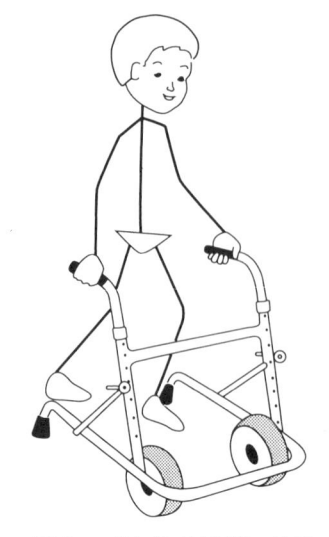

図50 a　押し車式歩行器二輪型
（折りたたみが可能）
（『脳性まひ児の家庭療育』より引用・改変）

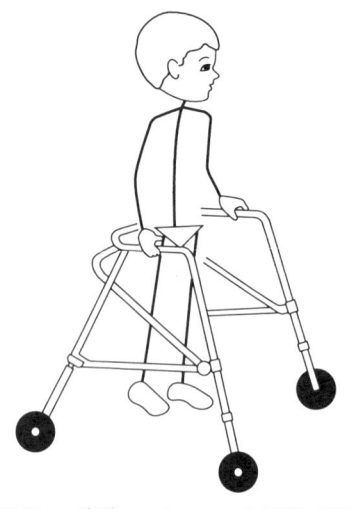

図50 b　姿勢コントロール歩行器四輪型
（『脳性まひ児の家庭療育』より引用・改変）

ちは、理学療法士が骨盤をささえての立位訓練、ついでひとりで立つ、ついでいすまたは低い台からの立ちあがり訓練が必要になる。子どもは足部になんらかの矯正補装具を使う必要があるかもしれない（図51）。
↓
⑤これができてはじめて多点杖歩行が考えられる（図52）。この段階では、子どもは家庭のなかでいすを押したり、乳母車を押したり、買物用のキャリアカーを押したりして、立位および歩行バランスを十分覚える必要がある。子どもは、足部変形矯正のため短下肢補装具を装着しているのがふつ

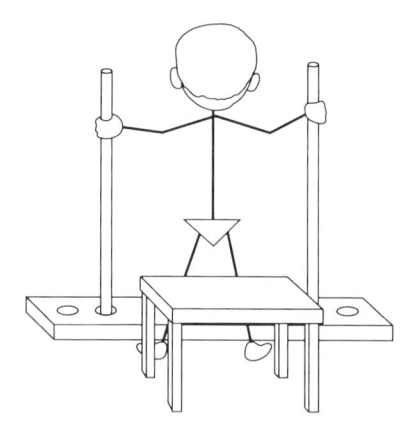

図51　2本の棒を使っての立位訓練
（『脳性まひ児の家庭療育』より引用・改変）

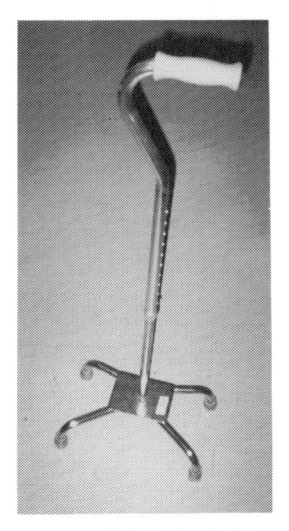

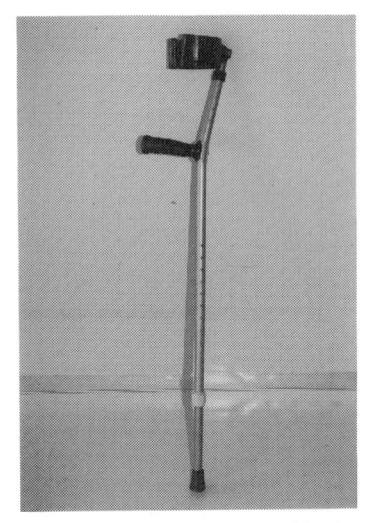

図52　多点杖（四点杖）　　図53　ロフストランド前腕支持型杖

うである。
↓
⑥次いで両側カナディアン型前腕支持杖で（**図53**）歩行バランス訓練と歩行訓練をする。バランスがよくなれば両側から片側にかわる（2本杖から1本杖にかわる）。その段階からさらにささえなしの立位訓練、歩行訓練が開始される。

(5) 衣服着脱のときのポジショニング

　子どもが小さいときは、おとなの膝の上に腹臥位でのせ、衣服を着脱することがすすめられる（図54 a）。床の上に赤ちゃんを背臥位でおいたときは、赤ちゃんの顔が、おとなの方にむいた位置で脱がせたり、体幹で少し抱き起こし、体幹のひねりを使ったハンドリング（つまり赤ちゃんの体をくるくる回わしたよう形で）着脱させることができる（図57 a、57 b）。

　子どもが少し大きくなったときは、おとなが子どもの後に座って、壁のよう

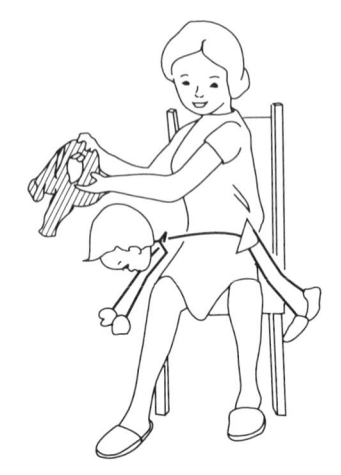

図 54 a　伸筋スパスムスの強い子どもの衣服の着脱
(『脳性まひ児の家庭療育』より引用・改変)

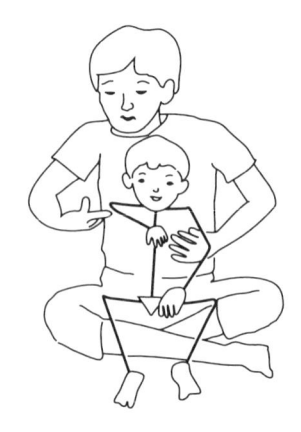

図 54 b　膝の上にのせて衣服をぬがせる
(『障害児の療育とポジショニング指導』より引用・改変)

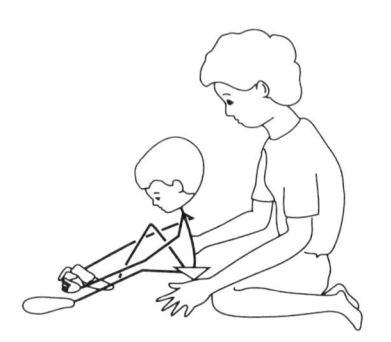

図 55　大腿部をおさえて靴下をはかせる
(『障害児の療育とポジショニング指導』より引用・改変)

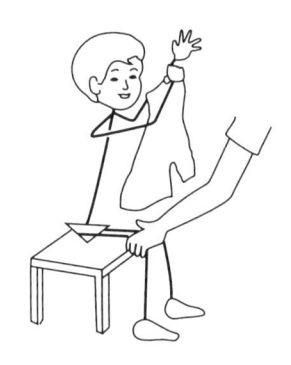

図 56　長いす坐位の子どもの膝をおさえ着衣を助ける
(『脳性まひの家庭療育』より引用・改変)

な役割りをはたし、はじめはおとなの膝の上にのせ着脱させる（図54b）。子どもが一部でも着脱可能になったら、骨盤を固定し、衣服の着はじめ、脱ぐときの最後の手づだいをする（図55）。さらに衣服の着脱の大部分ができるよう

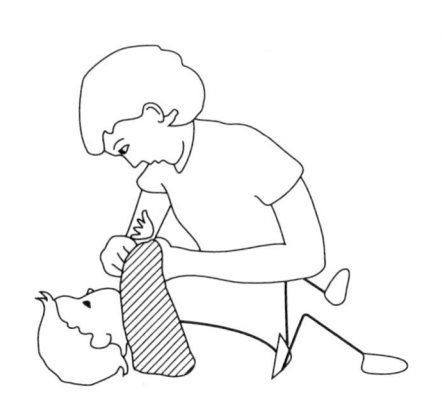

第3章　各種麻痺に対する対応について　143

図57a　子どもを母親の方に向けて衣服着脱を
　　　　行う、上肢が伸びやすくなる
（『脳性まひ児の家庭療育』より引用・改変）

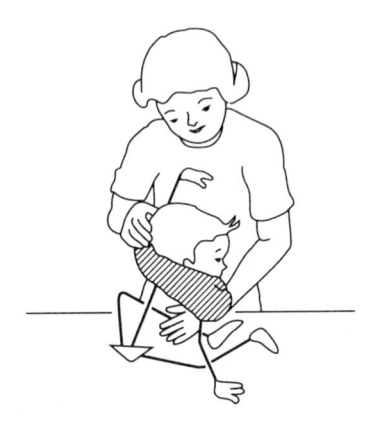

図57b　体幹を抱き起こし、体幹の
　　　　ひねりを使ったハンドリン
　　　　グで衣服を着脱する
（『脳性まひ児の家庭療育』より引用・改
変）

になったら、低い台の上に膝屈曲位で坐らせ、おとなが子どもの大腿部を固定した形で着脱させる（図56）。衣服を着脱するときは、おとなはふんだんに今していることについて話をしてあげる必要がある。黙って手助けしてあげてはならない。もう少し子どもが大きくなったら、衣服着脱について子どもの困難性について考察する必要がある。その考察によって、手助けするところとひとりでやれるところを区別して考え、日々のくりかえしによる子どものできる部分を徐々に増やしてあげるよう工夫することである。子どもが自分でしようとしたら口出しをせず、時間をかけて見守り、本当にできないところを手助けするようにする。

　衣服には、上下左右前後、裏表の区別があり、衣服の材質についても肌ざわりの違いがあり、大きな開口部と小さな開口部とがある。さらに着かたについても順番がある等の感覚認識と知識とが必要である。

　運動学的技能には、ズボン、パンツ等体の下部の着物では、寝た位置でも腰

を浮かすブリッジ姿勢、体幹のひねり、下肢の伸展ができればどうにか着脱可能であるが、体幹の上部の着物そして靴下では、坐位姿勢のまま、肩関節の動き、肘の屈伸、手関節、手指の動きができなければならない。少なくても上肢が袖のような狭い空間のなかで、伸ばしたりちぢめたりできなければならない。片方の手が袖通しの伸展しているとき、他方の手が着物をしっかり把持するか、ひきおろし動作をしなければならない等の技能が要求される。脳性麻痺児の場合はそのほかに、①目と手の協調運動ができなくて、目で見ないで感覚的な動きをする。そのため誤りが多くなる。②坐位で動作したときに、股関節が伸展して後に倒れる、連合運動が誘発されて、上肢、下肢、手首、手指、足指に筋トーヌス亢進が起こって屈曲してしまう。足が尖足位になってしまうため、衣服着脱がむずかしくなる等の問題も加わる。

　以上のことがあるので、ある程度できるまでは、おとなが子どもの体を固定したり袖通しを手伝ってあげる必要があるが、その際にハンドリング手技を使って姿勢を整えてあげる（図57 a、b）。さらに進歩すれば、床の硬さ、壁の角等を使って、自らの体を固定することを覚えさせる。そしてその次の段階では、低い台、長いす、いす等を使って、自分で着物をきることを覚えさすべきであろう。

(6) 入浴のときのポジショニング

　浴室には、運動機能障害者のために、手すりをつける、浴槽に渡し板をつける、高い浴槽のへりをまたいでわたるための低い台を用意するなどの工夫がある。重い障害者のためには、浴室そのものをある程度広くとる必要がある、スベリ止めも必要である。浴槽へはいることがむずかしい障害者のためには、浴室を温かくして、お湯のでるシャワーも必要であろう。体が大きく体重の重い子どもには特殊浴槽も必要かもしれない。

　ある程度自分でできる子どものためには、洗いタオル、背中を洗うためのブ

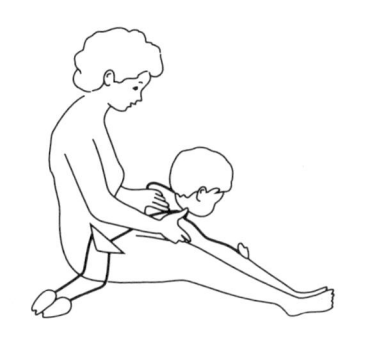

第3章　各種麻痺に対する対応について　145

図 58　子どもの身体の洗うときのポジショニング
(『障害児の療育とポジショニング指導』より引用・改変)

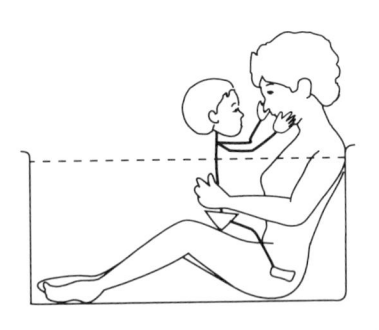

図 59　浴槽内でのポジショニング（乳幼児）
(『障害児の発達とポジショニング指導』より引用・改変)

ラシ、液体せっけん、バスタオル、浴室内シャワー、シャワー用のいす、手すりについて、いろいろ工夫が必要である。

図 58、図 59 に入浴時、体を洗うときのポジショニングを示したが、これらはすでに学んだことの応用になっている。

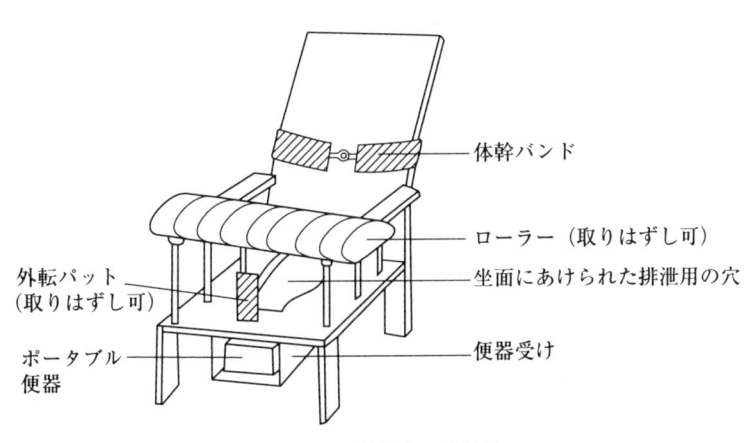

図 60　一番簡単ないす便器

（ラベル：体幹バンド、ローラー（取りはずし可）、坐面にあけられた排泄用の穴、便器受け、外転パット（取りはずし可）、ポータブル便器）

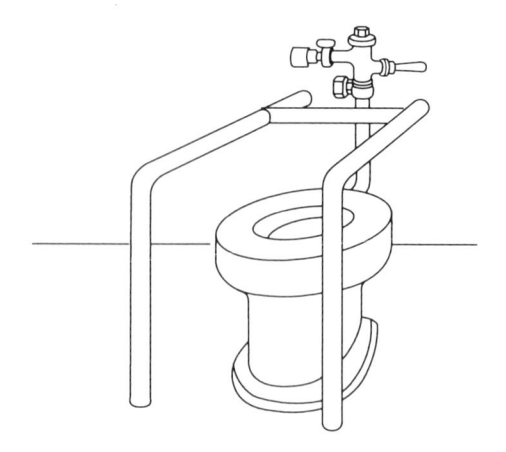

図61　手すり付洋式便器
（『障害児の発達とポジショニング指導』より引用・改変）

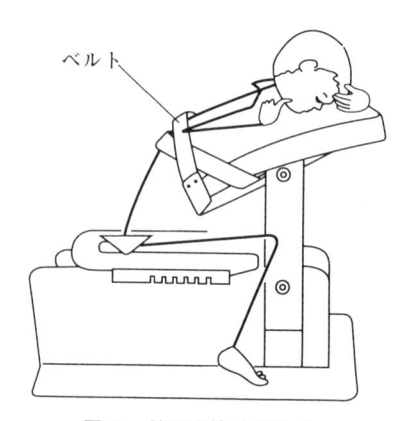

図62　腋下支持付便器-Ⅰ
（『障害児の発達とポジショニング指導』より引用・改変）

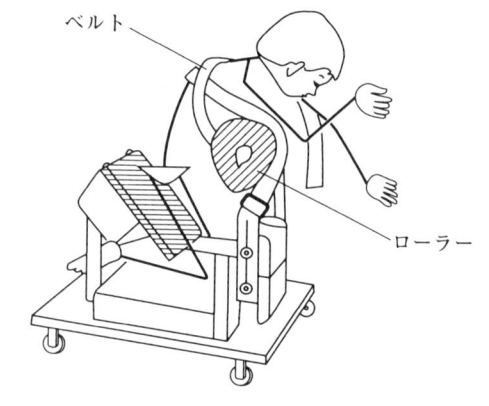

図63　腋下支持付便器-Ⅱ
（『障害児の発達とポジショニング指導』より引用・改変）

(7) トイレ動作のときのポジショニング

　トイレ動作のポジショニングには便器の工夫（図60）、および便所に手すりをつけること（図61）が基本となる。もちろん便器は洋式便器を使う。重症の子どもには、ベッド上でのさしこみ便器となるが、そのときは、ベッドと子

ども便器の形を工夫する必要がある。男の子には排尿にしびん利用が便利である。年齢の低い幼児には、おまるの形が坐位安定するように作られている必要がある。**図62、63、**に重症の子ども用に作られた腋窩支持付便器でのポジショニングを示す。

第4章 「評価」について

第1節 はじめに

　リハビリテーション医学では、治療効果を知るために使われる評価は、たとえば対象疾患がポリオ、脊髄損傷、末梢神経麻痺、リウマチ等の関節炎、そして切断、変形では、計測、神経学的評価（反射、知覚検査と筋電図、誘発筋電図）、筋力テスト、日常生活動作等々の基本的検査と疾患別に考案された評価を加えれば、ほぼその目的は達せられる。しかし、中枢神経系の麻痺の場合は、リハビリテーション医学の基本的評価である筋力テストの評価が困難なので、おとなの脳血管障害ではブルームストローム評価法（MFT）、脳性麻痺では、発達年齢評価（運動年齢評価）が代替として使われている。

　しかしながら、中枢神経麻痺によって生ずる痙性、失調、固縮、不随意運動では、おとなでも①訓練室で理学療法士や作業療法士が判断した評価と病棟および在宅での日常生活での運動機能障害に対する評価とが異なる場合がある。②同一の患者でも、時間、環境、施行者のちがいによって評価が異なるときがある。③知的障害、高次機能障害でいちじるしく影響を受ける。④施療者の満足度と患者との満足度が異なるという事実があって、何をもって客観的評価とするかむずかしい。さらに子どもの脳性麻痺（脳原性運動機能障害）となると、運動発達の障害も加わり、その客観的評価は不能に近い。したがって脳性麻痺（脳原性運動機能障害）に対する評価は、厳密には治療効果を知るといった目的以外で使われていると解釈すべきであろう（もちろん軽度の者ではそういう使い方もあるが…）。すなわち、専門の理学療法士によるハンドリング操

作は、①ハンドリング操作に対する反応性と潜在能力を知る、②リハビリテーション器具に対する適正な選択と選択された器具が子どもの状態に対していかによいポジショニングで与えるかの判断（評価）、③作成されたリハビリテーション器具を子どもが使いこなすまでの訓練（器具の修正の観点もふくむ）、④たとえば医学的リハビリテーションから教育的リハビリテーションに移行する転機などのときの情報伝達、⑤保護者(親)への指導のための情報伝達、⑥他の職種の職員に対する情報伝達（それを治療のための評価という場合がある）という形で評価が行われている。

　この傾向は、評価が子どもの満足度をも考慮にいれるようになれば、さらに強まると思われる。

　そして療育での現場での評価となると、①戦略的観点から現在の重点目標を定めるため、子どもの障害像の全体を知る。②子どものおおよその介護量を知る等の目的で使われることになるだろう。

　こういった評価法として、乳児〜幼少児では発達評価と病型診断、年長児では、日常生活動作と知能検査、そして病型診断が使われる。この本の目的が看護婦をふくめた療育職員（保育士、児童指導員、メディカルソーシャルワーカー、心理カウンセラー）および養護学校教員、保護者への解説・指導書なので、非医師・療法士が行える発達検査法と日常生活動作検査法についてのみのべ、さらに知能検査については、心理専門職が行うべき検査法なので、その概略のみを記述する。

第2節　発達評価

　発達評価はおおよそ0カ月から7歳までの年齢の子どもに使われる。それ以上の年齢では運動発達は、日常生活動作評価で、精神発達は知能指数で評価される。

発達評価には、遠城寺式発達検査表と津守・稲毛式発達表が使われる。遠城寺式は、検査者の観察と保護者への質問回答という形で、津守・稲毛式は、全問保護者への質問・回答という形式をとっている。

遠城寺式を**表**8に示す。

津守・稲毛式を**表**9 A-1、a-1、A-2、a-2、A-3、a-3 に示す。

遠城寺式は、①移動運動、②手の運動、③基本的習慣、④対人関係、⑤発語、⑥言語理解の 6 項目について各々26 の質問を用意してある。

津守・稲毛式は、暦年齢段階を 1)1～12 カ月まで、2)1 歳～3 歳、3)3 歳から 7 歳まで 3 段階に分け、そのおのおのに対し①運動、②探索・操作、③社会、④食事（生活習慣）、⑤理解・言語の 5 項目に分け、質問数は各項目ごとにちがっている。すなわち運動項目に対しては質問数 97、探索・操作に対しては 101、社会に対しては 90、食事・生活習慣に対しては 77、言語・理解に対しては 73 ある。したがって、津守・稲毛式の方が詳細であるが、やや煩雑の感がある。ちなみに津守式の方は、項目によっては、男の子と女の子によって質問をかえてあるというこまかい配慮までしてある。ここで述べたのは非心理専門職でも行うことができる発達検査法であるが、公式に使われる発達年齢・発達指数となると、心理専門職員によって施行された検査数値が用いられるのを常とする。その場合使われる検査法は、新版 K 式発達検査法（第 1 葉～第 4 葉）等である。知能や運動が発達途上である乳幼児の発達程度は、発達指数で表わされる。

$$発達指数（DQ）=\frac{発達年齢}{暦年齢}\times 100$$

第 3 節　日常生活動作評価

先に記述したとおり、運動機能障害評価としての日常生活動作評価は、7 歳

表 8 遠城寺式発達検査表 (九大小児科改訂版)
一〇ヶ月より 4 歳 8 ヶ月まで

氏名		男女	生年月日 年 月 日	外来番号	外来番号	検査日 1. 年 月 日 2. 年 月 日	3. 年 月 日 4. 年 月 日

年齢	運動		社会性		言語	
	移動運動	手の運動	基本的習慣	対人関係	発語	言語理解
4:8	スキップができる	紙飛行機を自分で折る	ひとりで着衣ができる	砂場で二人以上で協力して一つの山を作る	文章の復唱 (2/3)（朝、幼稚園で先生にお話をしてくれました。明日お母さんと動物園に行きます）	左右がわかる
4:4	ブランコに立ちのりしてこぐ	はさみでボールを切りぬく	信号を見て正しく道路をわたる	ジャンケンで勝負をきめる	四数詞の復唱 (2/3) 5-2-4-9 / 6-8-3-5 / 7-3-2-8	数の概念がわかる（5まで）
4:0	片足で数歩とぶ	紙を直線にそって切る	入浴時、ある程度自分で体を洗う	母親にことわって友達の家に遊びに行く	両親の姓名、住所を言う	用途による物の指示（本、鉛筆、時計、いす、電燈）
3:8	幅とび（両足をそろえて前にとぶ）	十字をかく	大小便をいう前にきちんと予告する	順番にものを使う（ブランコなど）	文章の復唱 (2/3)（お母さん、お花がきれいに咲いています。きれいな赤い自動車が走っています）	数の概念がわかる（3まで）
3:4	でんぐりがえしをする	ボタンをはめる	顔をひとりで洗う	「こうしていい？」と許可を求める	同年齢の子どもと話ができる	高い、低いがわかる
3:0	片足で2～3秒立つ	はさみを使って紙を切る	上着を自分で脱ぐ	ままごとで役を演じることができる	三語文の復唱 (2/3)（バラの花、赤い自動車、おいしいお菓子）	赤、青、黄、緑がわかる (4/4)
2:9	立ったままでくるっとまわる	まねて〇をかく	靴をひとりではく	年下の子どもの世話をやきたがる	三数詞の復唱 (2/3) 5-8 / 6-2 / 3-9	長い、短いがわかる
2:6	足を交互に出して階段をあがる	まねて直線を引く	こぼさないでひとりで食べる	友達とけんかをすると言いつけにくる	自分の姓名を言う	大きい、小さいがわかる
2:3	両足でぴょんぴょん飛ぶ	鉄棒などに両手でぶらさがる	ひとりでパンツを脱ぐ	電話ごっこをする	「きれいね」「おいしいね」などの表現ができる	鼻、髪、歯、舌、爪を指示する (4/6)
2:0	ボールを前にける	積木を横にならべる	排尿を予告する	親から離れて遊ぶ	二語文を話す（わんわんきた など）	「もうひとつ」「もうすこし」がわかる
1:9	ひとりで一段ごとに足をそろえながら階段をあがる	鉛筆でぐるぐるまるをかく	ストローで飲む	友達と手をつなぐ	絵本を見てものの名前を言う	目、口、耳、手、足、腹を指示する (4/6)
1:6	走る	積木を二つ重ねる	パンツをはかせるとき両足をあげる	困難なことに助けを求める	絵本を見て3つの名前を言う	絵本を読んでもらいたがる
1:4	靴をはいて歩く	コップからコップへ水をうつす	自分の口もとをひとりでふこうとする	簡単な手伝いをする	3語言える	簡単な命令を実行する（「新聞を持っていらっしゃい」など）

第4章 「評価」について

年：月	移動運動	手の運動	基本的習慣	対人関係	発語	言語理解
1:2	2～3歩あるく	コップの中の小粒をとり出そうとする	お菓子のつつみ紙をとって食べる	ほめられると同じ動作をくり返す	2語言える	要求を理解する(3/3)(おいで、ちょうだい、ねんね)
1:0	座った位置から立ちあがる	なぐり書きをする	さじで食べようとする	父や母の後追いをする	ことばを1～2語, 正しくまねる	要求を理解する(1/3)(おいで、ちょうだい、ねんね)
0:11	つたい歩きをする	おもちゃの車を手で走らせる	コップを自分で持って飲む	人見知りをする	音声をまねようとする	「バイバイ」や「コンニチハ」のことばにちょっと反応する
0:10	つかまって立ちあがる	びんのふたを、あけたりしめたりする	泣かずに欲求を示す	身ぶりをまねする(オツムテンテンなど)	さかんにおしゃべりをする(喃語)	「いけません」と言うとちょっと手をひっこめる
0:9	ものにつかまって立つ	おもちゃのたいこをたたく	コップを両手で口に持っていく	おもちゃをとられると不快を示す	ダ、ダ、チャなどの音声が出る	
0:8	ひとりで座って遊ぶ	親指と人さし指でものをつかむ	顔をふこうとするといやがる	親を見て笑いかけたり話しかけたりする	マ、バ、パなどの音声が出る	親の話し方で感情をききわける(禁止など)
0:7	腹ばいで体をまわす	おもちゃを一方の手から他方に持ちかえる	コップから飲む	おもちゃに向かった顔をする	おもちゃに向かって声を出す	
0:6	寝がえりをする	手を出してものをつかむ	ビスケットなどを自分で食べる	鏡に映った自分の顔に反応する	人に向かって声を出す	母の声と他の人の声をききわける
0:5	横向きに寝かせると寝がえりそうになる	ガラガラを振る	おもちゃを見ると体の動きが活発になる	人を見ると笑いかける	キャーキャーいう	
0:4	首がすわる	おもちゃをつかんでいる	はじめから飲むことができる	あやされると声を出して笑う	声を出して笑う	人の声のする方に向く
0:3	あおむけにして体をおこしたとき頭を保つ	顔にふれた布をとろうとして手を動かす	顔に布をかぶらされて不快を示す	人の声がすると顔をむける	泣かずに声を出す(アー、ウーなど)	人の声でしずまる
0:2	腹ばいで頭をちょっとあげる	手を口に持っていってしゃぶる	満腹になると乳首を舌でおし出したり顔をそむけたりする	人の顔をじっとみつめる	いろいろな泣き声を出す	
0:1	あおむけのときときどき左右に首の向きをかえる	手にふれたものをにぎる	空腹時に抱きあげると乳の方に顔を向ける	泣いているとき抱きあげるとしずまる	元気な声で泣く	大きな音に反応する
0:0	運動		社会		言語	
領域	移動運動	手の運動	基本的習慣	対人関係	発語	言語理解

（暦年齢・基本的習慣・対人関係・発語・言語理解）

表9A-I 津守・稲毛式発達評価に使われる乳幼児精神発達輪郭表—まとめ（I）
(1〜12ヶ月)

月齢	運動		探索・操作		社会		食事		理解・言語
15	54 / 50 / 46	歩行のための協応動作	39 / 36	探索的試行	29 / 25	おとなとの相互交渉	19	食事のための協応動作	14
12	45 / 42		35		24		17		12 / 11
11	41 / 38		33		23 / 22		16		10 / 7
10	37 / 30	移動の努力	31		21		15		6 / 3
9	29 / 24		30	外界探索			14		2
8	23 / 19	積極的身体統制	29 / 28		20 / 19	積極的はたらきかけ	13		
7	18 / 17		27 / 24		17		11		
6	15		23 / 19		14	差別的反応	9	食器に対する適応	
5	13 / 12		18 / 15	有意的操作	12 / 11		8 / 7		
4	11 / 8		14 / 10		10 / 9		6		
3	7 / 6	受動的身体統制	9 / 8	受動的反応	7	受動的反応	5 / 4	受動的吸乳	
2	5		7 / 4		4		3		
1	4 / 1		3 / 1		2 / 1		2 / 1		1

第4章「評価」について　155

表9a-1　津守・稲毛式発達評価に使われる質問表（I）
（1〜12ヶ月（15ヶ月））

月数	運動	探索・操作	社会	食事	言語・理解
1	1·1 寝ていて自由に首の向きをかえる 1·2 裸にしたとき手足をのびのびとさせる 1·3 体にかけてあるものをのけとばす（毛布・おしめなど） 1·4 膝の上に立たせると足をつっぱる	1·1 触れたものを握っている 1·2 手を開いたり閉じたりする 1·3 物音にビクッとする	1·1 物・顔などじっと見つめる 1·2 快よいときひとり笑いする	1·1 空腹時に抱くと顔を乳の方に向けて欲しがる 1·2 よだれかけ、袖などころかまわず吸う	1·1 話をするように声を出す
2	2·5 立てて抱いても首がぶらぶらしない	2·4 音のした方に首をまわす 2·5 手を口にもっていってしゃぶる 2·6 みた物を目で追う 2·7 きげんのよいとき声を出したり手足を動かしてひとり遊ぶ	2·3 あやすと顔をみて笑う 2·4 泣いているときあやすと泣きやむ 2·5 あやすと泣きやむが、人がはなれると泣く	2·3 おなかがいっぱいになると乳首を舌で押し出したり顔をむけたりする	
3	3·6 知らないうちに体の位置をかえていることがある 3·7 腹ばいにするとすこしの間、頭をもちあげる	3·8 抱いて歩くと見まわすキョロキョロとよそ見する 3·9 ガラガラなどすこしの間、握っている	3·6 そばで歩く人を目で追う 3·7 声をたてて笑う 3·8 気にいらないときは、むずかって怒る	3·4 乳を飲むとき哺乳びんや乳房に手を触れている 3·5 乳房のみながらあたりをみたり、声を出したりして遊ぶ	
4	4·8 腹ばいで頭と肩をあげる（胸を床からはなして） 4·9 腹ばいにすると手足をばたばた動かす 4·10 あお向きから横向きに寝返りする 4·11 支えて立たせると足を曲げたり伸ばしたりする	4·10 ガラガラを振ったりながめたりして遊ぶ 4·11 哺乳時に母親の着物を引っぱったり、さわったりする 4·12 自分の手をじっとみつめる 4·13 両手の指をからみ合わせたりする 4·14 体のそばにある玩具に手をのばす	4·9 気にいらないことがあると、そっくりかえす 4·10 「イナイ、イナイ、バア」をしてあやすとキャッキャッと笑う	4·6 さじから飲んだりできる	
5	5·12 腹ばいで、頭をあげたり、おろしたりする 5·13 支えをしていてすわらせると20分くらいすわっている	5·15 体のそばにある玩具に手をのばしてつかむ 5·16 玩具をさしだすとじっとみてつかむ 5·17 いろいろな物をつかんで口にもっていく 5·18 抱いたときなどおとなの顔をいじる	5·11 へやにひとりだけおいとくと、泣く 5·12 知らない人がくるとじっと顔をみつめて、表情が変る	5·7 おなかがいっぱいになると、哺乳びんを手ではらいのける 5·8 哺乳びん、食物をみるとうれしそうにする	

月齢					
6	6・14 寝ているより、すわる方を好む 6・15 しばらくの間支えなしですわっている 6・16 腹ばいの姿勢で、はいはいしそうに手足をばたばた動かす	6・19 そばで新聞を読んでいると、引っぱって破るボタンなど小さな物に注意を向けている 6・20 ボタンなど小さな物に注意を向けている 6・21 もっているのでテーブルなどたたく 6・22 物を落として、落ちた場所をのぞく 6・23 ガラガラを、一方の手から他方の手にもちかえる	6・9 ビスケットなどを自分でもって食べる 6・13 母親が手をさしのべると喜んで自分から体をのりだす 6・14 母親と他人との区別がつく(母親の抱かないと泣きやまない) 6・15 母親の姿がみえなくなると、のぞきこんでさがす		
7	7・17 腹ばいで、手足をばたばたさせて体をまわす 7・18 ひとりですわっていて、両手で玩具をもって遊ぶ	7・24 両手にもっているものを打ち合わす 7・25 たんすのスイッチや、ラジオの取っ手やボタンなどで遊ぶ 7・26 玩具よりも、食器など日常品で遊ぶことを好む 7・27 自分の体の部分を注意して見ている	7・10 コップからじょうずにのむ 7・11 にぎらせた母親の手からとりあげ、自分の口の中にもっていこうとする 7・12 食事をきらまわす	7・16 要求があるとき、声を出して、おとなの注意をひく 7・17 欲しいものが得られないとき怒る 7・18 顔をぶつけたり、手で頭をそむけたりのけぞったりする		
8	8・19 あお向けからうつ向きに寝返りをする 8・20 あお向きの位置から頭をあげて起きあがろうとする 8・21 すわっていて、背後にあるものなど体をねじってとろうとする 8・22 すわらせておいてもすわっていられなくなって立ちあがる 8・23 すこしの支えで立っていることができる	8・28 床に落ちている小さな物を注意して拾う 8・24 引き物をなんども繰り返し落とす	8・13 他の人が食べているのをみると欲しがる	8・19 ねむくないときに寝かされそうになると泣く 8・20 よく抱いてくれる人をみると、自分から体をのりだして抱いてもらいたがる		
9	9・24 20分ぐらい、つかまり立ちをしている 9・25 つかまり立ちをして、片手で玩具をもっている 9・26 腹ばいにすると、うしろに進む 9・27 畳やベッドの上など、コロコロがる 9・28 すわらせておくと、前にあるものにつかまって、膝をついた姿勢となる	9・30 引き出しをあけて、いろいろな物を引き出す	9・14 茶わんなどを両手でもって口にもっていく			9・2 「イヤ、イヤ」「バイバイ」などの動作をする

第4章 「評価」について　157

10	10-30 つかまって、ひとりで立ちあがる 10-31 つかまって、高い物をつまさき立ちもしてとる 10-32 つかまり立ちから、ひとりですわることができる 10-33 どこでもはいはいする（いろいろな形でのはいはいを含む） 10-34 どこでも好きなところについていって、小さな物をつまみ、口に入れる 10-35 はっていって、ふとんの山などをよじのぼり、のり越える 10-36 ほっといて、ふとんの山などをよじのぼり、のり越える 10-37 おむつをしようとすると、どんどん逃げる	10-38 戸をあけることができる	10-3 父や母のことをそぞらで名をみる 10-4 おとなのやることをやりたがる 10-5 おとなのことばを理解し、行動する 10-6 テーブルをまわって欲しいものを取りにいく	10-15「マンマ」といって食事を催促する 10-21「いけません」というと、ちょっと手を引っこめて親の顔をみる
11	11-38 つたい歩きをする 11-39 数秒間支えなしで立つ 11-40 手をひいて歩かせると、足を交互に運ぶ 11-41 手押し車、歩行器など押して歩く	11-32 玩具の電車などを手で走らせて遊ぶ 11-33 まりを投げると、投げ返す 11-34 箱・びんなどのふたをあけたり、しめたりする	11-7 絵本をあきずにみる 11-8 絵本などのページをめくる 11-9 熱い物を経験したので、アチーという 11-10 食物のことを「マンマ」という	11-16 哺乳ビン、コップなどを自分でもって飲む 11-22 物などを相手にわたす 11-23 父が出かけるとき、追って泣いたり、帰ると迎えに出たりする
12	12-42 立って両手を高くあげる 12-43 すわっているところから手をついて立ちあがる 12-44 いすの上から床におりる 12-45 いすによじのぼって、すわる	12-35 鉛筆でなぐりがきをする	12-11 道具をみただけで横倣的に使用する 12-12 よく知っている場所にくると指さしたり、アーアーといって教える	12-17 自分でさじをもち、すくってたべようとする 12-24 鏡の中の自分におじぎをしたり、笑いかけたり、鏡を相手に遊ぶ
15	15-46 比較的大きな物をもって立ちあがる 15-47 2～3歩ひとりで歩く 15-48 だいぶ歩けるが、ちょこちょこ歩く 15-49 200メートルほど、はいはいまたは歩く 15-50 歩く方が好きで、はいはいはほとんどしない 15-51 歩いたまたいで歩く 15-52 しゃがむことができる 15-53 いすの上に立つ 15-54 階段をはってのぼる	15-25 高いところから物を落とすことをすると好む 15-26 水いたずらを好む 15-37 小さな物などをコップ、びんなどに入れて出したりして遊ぶ 15-38 積木をふたつまで、とりやまねる 15-39 親のすることをまねして、しめたりあけたりする	15-13 絵本をみて、知っている物の名をいったり、さしたりする 15-14 簡単ないいつけを理解している 15-15 目、耳、口その他身についている物をきくとさす	15-18 水など、ひとりで飲むといって、手伝いながら怒る 15-19 買物かごを出すと、ひとりに食べさせて喜ぶ 15-20 キャラメル、ウェストファースなどの紙をむいて食べる 15-27 幼い子どもをかわって、近づいていって、着物やふみ、とりやひっぱりする 15-28 子どもの中にまじって、ひとりでよく遊ぶ 15-29 玩具を取り合う

表9A-2　津守・稲毛式発達評価に使われる乳幼児精神発達輪郭表―まとめ(Ⅱ)
(1〜3歳まで)

月齢	運動	探索・操作	社会		食事・排泄・生活習慣			理解・言語	
	運動	探索・操作	おとなとの相互交渉	子どもとの相互交渉	食事	排泄	生活習慣	理解	言語
36	69 運動技能 57 56 55	60 構成的操作	自己統制 45 44 43	47 46 積極的交渉 47 43	48 食事習慣 44	52 51 50 49	54 53 46 45	33 32 31 30
30	66							
24	64 63	54 53	42	41 40		41	42	29 24	28 27 26 25
21	61	52 50 48	35 34 33	39 38 37 36	35 31 28		40 38 36	23 19	22 21 20
18	59 57 55	47 歩行の完成 43 40	探索的試行 32 31 30	相互交渉	25 受動的関係 23 21	27 食事のための協応動作 26		16	18 17
15	54 50 46	39 36	26 25	29 28 27	20 19 18			15 14	13
12	45 42	35	24		17			12 11	

第4章 「評価」について　159

表 9 a-2　津守・稲毛式発達評価に使われる質問表（Ⅱ）
（1〜3歳）

月数	運　動	探索・操作	社　会	食事・排泄・生活習慣	理解・言語
18	18・55 20分くらいで歩ける 18・56 道路などのすこし高くなっているところを歩きたがる 18・57 かなりよく走る 18・58 体操をまねて、手、足、体を動かす 18・59 片手を支えられて階段をあがる	18・40 積木を2つ3つ重ねる 18・41 玩具を、ひもでひっぱって歩きまわる 18・42 なんでも自動車に見たてて押して遊ぶ 18・43 砂いじりを好み、砂を容器に入れたり出したりして喜ぶ 18・44 びんなどに水を入れてこぼして喜ぶ 18・45 コップからコップに水など移す 18・46 机・いすなどの下にもぐったり、箱の中に入ったりする 18・47 母の掃除のまねをする	18・30「いけない」というと、ふざけてかえってやる 18・31 父母のしぐさなどをそのままに見て 18・32 困難なことに出会うと助けを求める	18・21 食物以外は口に入れなくなる 18・22 こぼしちょうすにせずに食事などを飲む 18・23「ごはんよ」といって呼ばれると待っている 18・24 菓子などのふたをとる音を聞いてすぐにもらいにくる 18・25 自分の口もとをひとりでふく 18・26 自分の排泄物を興味をもってみている 18・27 "おしっこ"したあとで「チーッ」といって知らせる	18・16 本を読んでとせがむ 18・17 本を読んでいるようになにかしきりにいって 18・18 自分の名まえを呼ばれると「ハイ」と返事をする
21	21・60 つまさきで歩く 21・61 高いところからとびおりる 21・62 手すり、片手に支えられて、階段をあがりおりをする	21・48 鉛筆などで曲線をかく（ぐるぐる丸をかく） 21・49 いろいろなものを紙布などに包んで遊ぶ 21・50 玩具をまわしもし、もし 21・51 まりを受け取ったり、投げたりくり返す 21・52 人形や玩具の動物をおぶったり、抱いたりする	21・33 おとなに鉛筆をにぎらせて「ブーブー」「ツリー」などをかかせたがる 21・34 母をままごとのまねをする 21・35 他の人に玩具、洋服を渡す 21・36 他の子どもが母の膝にあがると怒って押しのけたりする 21・37 子どものあとをにくっついて歩く 21・38 友だちと手をつなげるようになる 21・39 自分から遊びに外へ出ていく	21・28 ストローでよく飲める 21・29 おいしい物をえらんで食べる 21・30 みかんなどの皮をむいて食べる 21・31 食べる物を両方からもっていないと満足しない（片方食べてしまうと代わりを欲しがる） 21・32 こぼすこと、すぐなくするとす 21・33 食卓で他の人の物と自分のと区別できる 21・34 家族の来れる・はしなどをよく使う 21・35 知ってならぶ 21・36 食事、入浴はひとりで父をさそうとし自分のからだだけ洗うという 21・37 洋服のスナップを自分ではずす 21・38 帽子をひとりでかぶる 21・39 靴をぬぐ 21・40 物をかたづけるのを手伝う	21・19 お話を聞くのが好きに 21・20 簡単な質問に答える 21・21 おとなのいった単語をそのまま、まねをしていう 21・22 欲しいものがあると「チョウダイ」といってもらいにくる 21・23 台をつかって、高い所の物を取る

年齢				
24	24・24 本をひとりでみてかなりいろいろな文章をいう 24・25 簡単な文章をいう 24・26 いったことばがそのまま後が続かない 24・27 話しかけて「ブンブン」と答える 24・28 童謡的にうたえる部分がある 24・29 赤、青などの色のなまえがわかり、そのなまえをいう	24・40 子どもどうしで追いかけっこする 24・41 遊び友だちの名まえがいえる 24・42 欲しい物があっていいきかせればがまんして待つ	24・53 積木を横に2つ3つ並べる 24・54 ままごと道具をいっぱい並べる	24・63 両足でピョンピョンとぶ 24・64 ぶらんこにぶらさがれる
30	30・30 名まえを聞くと姓と名を自分の名まえをいう 30・31 自分の名まえ話をする	30・43 一度、期待をもたせてしまうとだましがきかない 30・44 年下の子どもの世話をしたがる 30・45 飲みたいものやかんからペろやかに出さないように、戸をおさえてしまう 30・46 衣服の脱着をひとりでしたがる	30・55 薬物ごっこ、ままごとごっこをよくする、紙、布を切る 30・56 粘土のかじを使って歩く	30・65 すべり台にのほりすべる 30・66 三輪車のかじをとって押して歩く 30・67 ひとりで1段ごとに両足をそろえ階段をあがりおりする
36	36・32 「ボク」「ワタシ」という 36・33 1つもってきて、さらに「モウヒトツ」という	36・47 食事がすむとほとんどこぼさずに食べられる 36・44 はしを使って、じょうずに食事をする 36・49 夜中のおしっこがいらなくなるき 36・50 夜中に"おしっこ"と母を呼ぶ 36・51 たくなると母を呼ぶ 36・52 どんなに夢中になって遊んでも、おもらしをしない 36・53 自分でパンツを取って、用をたす 36・54 歯をみがく(不完全でも習慣になっている) 36・55 ひもの結び目をといて、着物などをぬぐ	36・46 友だちとけんかすると、ひといつけにくる 36・47 電話を使って、ふたりで交互に会話する	36・57 積木で、トンネル、門の形をつくる 36・58 鉛筆、クレヨンで丸をかく 36・59 障らしいものをかいて、目、口などをつける 36・60 のりをつけてはる	36・68 ぶらんこに立って乗れる 36・69 三輪車にのってこぐ 36・70 足を交互に出して段をあがる

表9A-3　津守・稲毛式発達評価に使われる乳幼児精神発達輪郭表―まとめ(Ⅲ)
(3〜7歳まで)

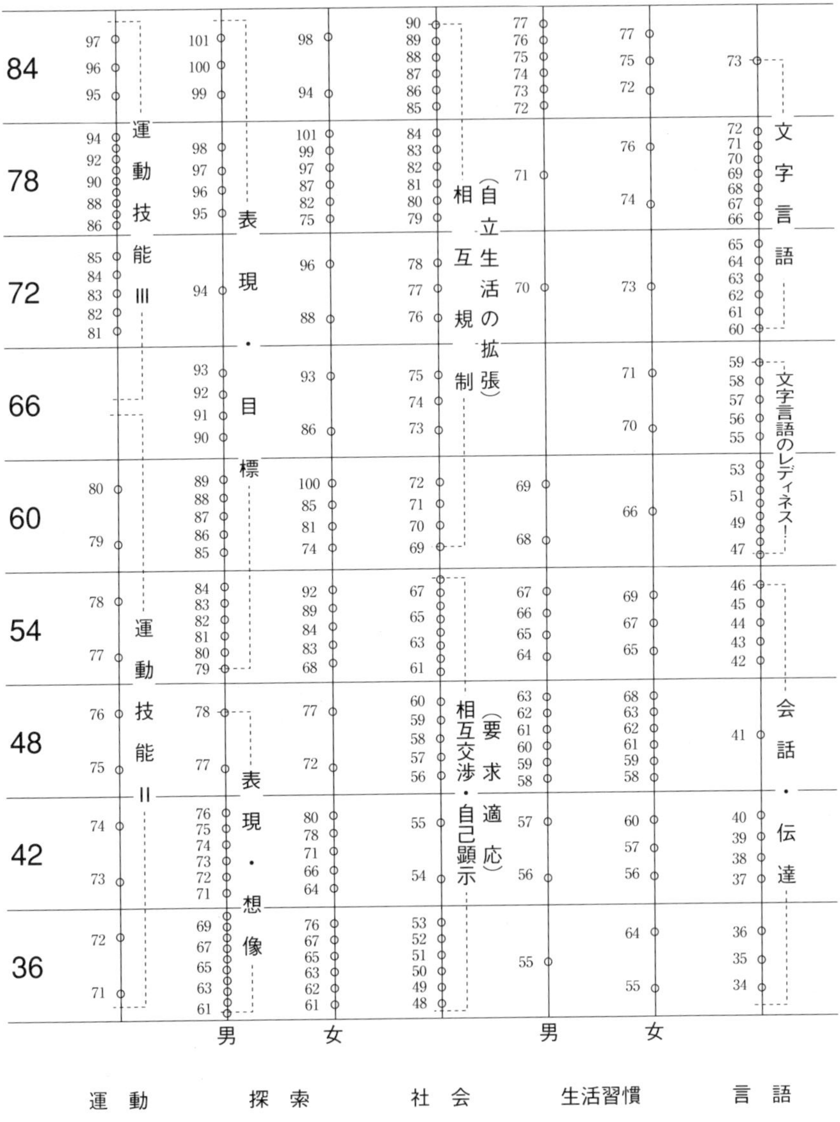
84
78
72
66
60
54
48
42
36
97 96 95 94 92 90 88 86 85 84 83 82 81 80 79 78 77 76 75 74 73 72 71
運動技能Ⅲ
運動技能Ⅱ
101 100 99 98 97 96 95 94 93 92 91 90 89 88 87 86 85 84 83 82 81 80 79 78 77 76 75 74 73 72 71 69 67 65 63 61
表現・目標
表現・想像
98 94 101 99 97 87 82 75 96 88 93 86 100 85 81 74 92 89 84 83 68 77 72 80 78 71 66 64 76 67 65 63 62 61
90 89 88 87 86 85 84 83 82 81 80 79 78 77 76 75 74 73 72 71 70 69 67 65 63 61 60 59 58 57 56 55 54 53 52 51 50 49 48
相互規制
(自立生活の拡張)
相互交渉・自己顕示
(要求適応)
77 76 75 74 73 72 71 70 69 68 67 66 65 64 63 62 61 60 59 58 57 56 55
77 75 72 76 74 73 71 70 66 69 67 65 68 63 62 61 59 58 60 57 56 64 55
73 72 71 70 69 68 67 66 65 64 63 62 61 60 59 58 57 56 55 53 51 49 47 46 45 44 43 42 41 40 39 38 37 36 35 34
文字言語
文字言語のレディネス
会話・伝達
男
女
男
女
運動
探索
社会
生活習慣
言語

表 9 a-3 津守・稲毛式発達評価に使われる質問表（Ⅲ）
（3歳〜7歳）

月数	運動	探索	社会	生活・習慣	言語
36	36・71 ようちえんの合図に合わせて、かけだすとまる 36・72 でんぐりかえしをする、同志でふたりずつぶらさがる	36・61 積み木をたかくつんでたおしそうにならないように楽しむスリル 36・72 青木の実やどんぐりの実を集めて楽しむ 36・63 積み木でまるごとに必要なものをつくる 36・64 砂を茶碗に入れたり砂山をつくったりして遊ぶ 36・65 きれいだと感じるものをみる 36・66 砂場で1時間以上遊ぶ 36・67 自分でかってつくった歌をうたう 36・68 積木で電車や線路をつくって遊ぶ 36・69 消防車や救急車を想像してものをつくって運転のまねをして遊ぶ 36・70 ふすや積み木を使い、自動車のハンドルのようなものをつくって運動のまねをして遊ぶ	36・48 ままごとで父、母、赤ちゃんや客などの役をとり、そのつもりになって行動する 36・49 友だちとままごとを30分以上遊ぶ 36・50 自分でつくったのに母親や先生にきいてもらいたがる 36・51 こどもだけでいろいろな店をつくったり、互いに買ったりする 36・52 ままごとで自分がお母さん、お父さんになりたがる 36・53 ピストルで打ち合いして遊ぶ	36・55 頭を洗っても泣かない	36・44 名まえをよばれると返事をする 36・35 テレビでこどもが主人公になった物語を熱心にみる 36・36 他の子に「どうしようか」ときそいかける
42	42・73 階段を2,3段目からとびおりる 42・74 決勝点（目的地）までかける	42・71 画用紙いっぱいに絵をかいて色をぬる 42・72 紙ひこうきを自分で折ろうとするが、細かいところは無理で目的だけ達しようとする 42・73 積み木で長い線路を駅をつくり、30分以上遊ぶ 42・74 砂山にトンネルをつくる 42・75 木片に金ずちで釘をつける 42・76 ままごとで遊びで、食事をしたり寝たり、起きたりする家庭的な活動をする	42・54 かくれんぼうでみんながかくれようとしているのに一人だけくる 42・55 友だちと順番にものを使う	42・56 たのむともと食器を台所にはこぶ 42・57 自分でお小便にいくとき、おとなに手をほとんどかけない	42・37 きいている話がきそうになるのをそらしてきく 42・38 自分が使いたいものを友だちが使っているとき「下かして」という 42・39 絵本をみながらこどもたちは話し合う 42・40 好きなこと話したことを、母親や先生に話す
48	48・75 片足でけんけんしてとぶ 48・76 でんぐりかえしをする	48・77 友だちと会話をしながら何かをつくる 48・78 黒板に絵をかいて遊ぶ	48・56 母親や先生に叱められたこと、いけないこと説明する 48・57 かくれんぼうでかくす役をかして理解する 48・58 自分が負けたくやしがる 48・59 友だちを自分で家にさそう 48・60 自分のつくったものを、他人にみせ合ったり、互いにきょうしたりする	48・58 歯をみがく 48・59 ねるとき、部屋をくらくしても泣かない 48・60 入浴のとき、あるていど自分で体を洗う 48・61 前のボタンをひとりではめる 48・62 鼻をかむ 48・63 顔を洗ってふく	48・41 経験したことを他の子に話をする

第4章 「評価」について　163

月齢				
54	54・77 すべり台をお向けにねてすべる 54・78 スキップを正しくする	54・79 科学図鑑などの絵を興味をもってみる 54・80 はさみで、簡単な形をきりぬく 54・81 砂場に池や川をつくり、水を流すなどして遊ぶ 54・82 砂場の中に木片などをうめ、線路を走らせるなどして汽車を走らせるなどして遊ぶ 54・83 はきものりを使って、紙でかんたんなものをつくる 54・84 「きのうのつづきをしよう」といって遊びはじめる	54・61 友だちと互いに主張しながら、妥協したりして遊ぶ 54・62 鬼ごっこして鬼を追いかけてつかまえる 54・63 砂場の中にできる友だちと競争してかけっこをする 54・64 きちんとお金をだして品物を買うことができる 54・65 みんなで泣いたり、こわがって白にがって白くらがわかる 54・66 赤と白に分かれた競技でどちらが勝ったかわかる 54・67 こんなことができるんとかくったが、他の子にじまんをする 54・68 かわいそうな話をきく、涙ぐむ	54・64 食事でほとんど人の世話にならないで食べる 54・65 ひとりでねにいくで注射され、泣かないで我慢する 54・66 自分で大便のしまつをしている（おしがっていても） 54・67 自分で大便のしまつをしている（おしがっていても）	54・42 いろいろ曜日のあること知っている 54・43 自分の名前を読む 54・44 テレビでみたこと話題にして、友だちと同士で話しをする 54・45 使いおつかいに加わるという 54・46 他の子のあそびに「いれて」という
60	60・79 なわとびに立ちどまりで自分でひとつで折ってできる 60・80 ジャングルジムの上の方までひとりでのぼる	60・85 思ったものを絵にかく 60・86 ひとりで自分で折った 60・87 想像しているいろなものを描いて楽しむ 60・88 虫とり網で蝶やばったをつかまえる 60・89 小さなものを集めている	60・69 母親といっしょに、自分で友だちの家に遊びに行ける 60・70 じゃんけんして勝ち負けがわかる 60・71 砂場で、ふたり以上で協力して、ひとつの山をつくる 60・72 禁止をしている、そのたり子どもでも考えることを、その子に注意する	60・68 上衣をひとりで着る 60・69 入浴後、体をタオルでふく	60・47 わからない字がある 60・48 自分の名を正しく読む 60・49 数字をひとりで読める 60・50 さいころの数がわかる 60・51 時計をみて何時かわかる 60・52 「た」のつく語「か」ののつく語などに興味をもつ 60・53 自分の家の住所番号を正しくいう
66		66・90 よくとぶようにひこうきの折り方を工夫してきめる 66・91 虫あつめをしてよろこぶ 66・92 いすやき木を組みたって、いろいろ発案したことを接合したことを実験する 66・93 経験したことを絵にかく	66・73 鬼ごっこで陣地につかまらないでいればつかまらないないというルールができる 66・74 数人といっしょになって、子ども自身が発案した遊びをする 66・75 自分でお店にいって品物を買い、おつりをもらうことができる		66・55 友だちとかるたをとってどちらが勝ったか数えてきめる 66・56 ひらがなのうちの短いことばをノートに書く 66・57 数字をかく 66・58 なぞなぞをする 66・59 しりとりをつなげる

（次頁へつづく）

	72・60 ひらがなをほとんど全部読む	72・70 自分で洋服の脱着をし、おとなの手をほとんどかけない	72・76 信号をみて正しくわたる	72・94 地球や地球儀や、みることに興味をもつ	72・81 なわとびをしきれなで1、ひとつりたたがりしたりする
	72・61 ぶらんこなどの回数を正しく数えて、順番をかわる		72・77 こづかいやお金をためることに興味をみる		72・82 なわとびを2にん高立ちしてとぶ
	72・62 たずねると幼稚園や学校にいく道順を説明する		72・78 小さい子や弱い子の面倒をみる		72・83 補助輪つきの自転車にのる
	72・63 絵本の字を意味の通じていわかる				72・84 ぶらんこで向かいあって数人以上でのる
	72・64 きょうは何曜日かだいていわかる				72・85 ぶらんこで子ども同士だけでリレーして遊ぶ
	72・65 自分の誕生日を何月何日か知っている				
72					
	78・66 トランプの神経衰弱をする	78・71 手ぬぐいでぞうきんをしぼる	78・79 とりっこしたとき、子ども同士だけでじゃんけんで解決する	78・95 のこぎりで木をきる	78・86 ひとりでなわとびを10くらいつく
	78・67 父や母の年齢に興味をもってたずねる		78・80 トランプのババヌキをする	78・96 絵の具で絵をかく	78・87 まりをつづけて10くらいつく
	78・68 もっとひらがなの本をよみたいがる		78・81 じゃんけんの5回戦をやって、勝負をきめる	78・97 自分でかけてプレーヤーを操作する	78・88 子ども同士だけでチームを組にわかれて、リレーをする
	78・69 字の発音を自分で気づいてなおす		78・82 2・3人でなわとびをしてあそぶ	78・98 かんたんな模型（プラモデル）を自分でつくる	78・89 ジャングルジムで追いかけっこする
	78・70 まんがの本をほとんど理解して読む		78・83 警管ごっこなど組織だてて遊ぶ		78・90 低鉄棒で前まわりでおりる
	78・71 幼児語をほとんど使わなくなる		78・84 ふさぎて母親や先生をたよって遊ぶ		78・91 平台の上でくらべたいで同士の上でおりたり、横でとぶ
	78・72 日付けを理解して正しく読む				78・92 小波がってとびおり、大波小波などのなわとびを遊ぶ
78					78・93 具ないなわとで、などのなわとびで遊ぶ
	84・73 時計の針を正しく読む	84・72 床にはいる前に自分から便所にいきに歯をみがく	84・85 友だちがやっているともっているのを友だちと集してあげる	84・99 ふうせんつるを自分で折る	84・94 数人の子どもと野球をまねごとをして遊びをする
		84・73 ひもをほどきでできるうじをする	84・86 ピアノで好きなようにひく	84・100 かんたんな楽譜をみてピアノをひく	84・95 低鉄棒で足をかけて、さかさまになってぶらがる
		84・74 ひもを蝶むすびをする	84・87 鬼ごっこして、おさそうでかまえそうになってスリルを楽しむ	84・101	84・96 かぞえ歌を歌いながらまりをつく
		84・75 ひとりが、ひとりはもっとりしてひとりごとをする	84・88 電車のきっぷを自分で買う		84・97 まりつきで、まりを足の下にくぐらせる
		84・76 気がついたなど、洋服をなおしてあとをきちんとたたむ	84・89 友だちの衣服のひもがほどけているのをみると、なおしてあげる		
84		84・77 ひとりであとほとんど自分の頭で洗う	84・90 泣くだちも、人に気にみられないようにする		

以降でないと正しい意味がでてこない（他の目的では別）。

そこで日常生活動作そのものを記述する前に、参考としてヒトにとって必要な基本的な日常生活動作の確立は、ほぼいつごろなのかを山下俊郎氏の文献にのっとって記述する。

(1) 食事
　ア）スプーンの使用と茶わんを使ってのむ
　　──→1歳6カ月
　イ）スプーンと茶わんを両手で使う
　　──→2歳6カ月
　ウ）食事の挨拶・はしの使用
　　──→3歳0カ月
　エ）食事のあいだ、だいたいこぼさない
　　──→3歳0カ月
　オ）食事のマナーの完全自立
　　──→3歳6カ月

(2) 睡眠
　ア）ひる寝がなくなる
　　──→3歳6カ月
　イ）寝るときの挨拶ができる
　　──→4歳

(3) 排便、排尿
　ア）排便を保護者に知らせる（した後もふくむ）
　　──→1歳0カ月
　イ）便意をあらかじめ知らせる
　　──→1歳6カ月
　ウ）夜間のおむつがいらなくなる

──→2歳6カ月

エ）　着衣をふくめ小便の自立

　　　──→3歳6カ月

オ）　着衣をふくめた大便の自立（ただし紙の使用をふくめた自立は不完全）

　　　──→4歳

カ）　夜間の失禁がだいたいなくなる

　　　──→4歳

キ）　紙の使用をふくめた大便の自立

　　　──→4歳6カ月

(4)　着衣（脱衣、靴の使用をふくむ）

ア）　ひとりで着物を脱ごうとする

　　　──→2歳0カ月

イ）　ひとりで靴をはく

　　　──→2歳6カ月

ウ）　ひとりで着物を着ようとする

　　　──→3歳6カ月

エ）　前のボタンをかける

　　　──→4歳0カ月

オ）　ひとりでパンツをはける

　　　──→4歳0カ月

カ）　ひとりで帽子をかぶる

　　　──→4歳0カ月

キ）　着物の両袖に上肢を通す

　　　──→4歳6カ月

ク）　靴下をはく

　　　──→4歳6カ月

ケ) ひもを堅結びでむすぶ
　　──→ 5歳0カ月
コ) ひとりで着物を完全に脱げる
　　──→ 5歳0カ月
サ) ひとりで完全に着物を着られる
　　──→ 6歳0カ月

(5) 清潔
ア) 手を洗う
　　──→ 3歳0カ月
イ) 歯みがきができる
　　──→ 4歳0カ月
ウ) 顔を洗う
　　──→ 4歳0カ月
エ) 鼻をかむ
　　──→ 4歳0カ月
オ) 髪の毛をとかす
　　──→ 5歳6カ月

これを見ると、衣服の着脱が一番むずかしく、衣服の着脱が完全にできるのは6歳ということなので、7歳以降でないと日常生活動作は評価できない。また日常生活動作は、

　食事マナー→清潔→睡眠マナー→排泄→着衣着脱の順で、発達的にできてくる。

評価には、①その使われる目的、②評価すべき対象と範囲、③信頼性（客観性）、④使い勝手のよさ等の4つの項目のちがいで使われる評価法が選ばれる。

療育者は、impairment のイメージ作りと介護量をはかるめやすを目的と

し、信頼性を損なわない程度の項目数で使いやすいものが選ばれるべきと思う。

〈ADLの定義〉

ADL（日常生活動作）とは、一人ひとりの人間が独立して生活するために行う基本的な、しかし各人ともに共通に（ある意味で世界共通の）毎日繰り返される一連の身体動作群をいう。

これらの項目として考えられるのは次のとおりである。

①食事動作：（このなかには飲むこととお茶の準備等はふつうふくめる）

②移動：室内歩行、室内階段昇降、室外介助歩行（自宅附近）

③移乗：ベッドからいす（車いす）、床からいす、坐位および寝た位置からいす坐位へ

④排泄：失禁をともなわないトイレ行為のすべて

⑤洗面・整容

⑥更衣

⑦入浴

ADLは能力障害を評価するものとして、義肢、補装具、自助具の使用を考慮している。

ADLは原則として、運動機能障害の評価であり、精神的な問題や高次脳機能、言語に問題があって、できない場合は別の評価法が追加されるべきであろう。

以下にリハビリテーション医学において、もっとも頻回に使われ、かつ指数方式をとっているBarthel法（Mahoney and Barthel、1965）を紹介するのでよく眺めてもらいたい。

通常判定は、①自立、②要監視、③部分介助、④全介助の4段階方式をとるが、Barthel法は介助ありと自立の2段階方式をとっている（その代わり別記で厳重な採点方式を指示している）。

Barthel（バーテル）法の得点のつけ方（表10）

①食事

10＝自立、手が届く位置に誰かが食べ物を置いてやれば盆またはテーブルから食事をとることが自力でできる。補助具が必要な場合は、それを自分でできなければならず、切ったり、塩こしょうを使ったり、バターを塗ったりも自分でできなければならない。彼はこれを適度な時間内（常識範囲の時間内）で完了できなければならない。

5＝なんらかの介助が必要（上述のことがらに関して）

②車いすからベッドへの移動およびその逆

15＝この全動作の全過程において自立。患者は車椅子で安全にベッドに近づくことができ、両側のブレーキをかけ、両側の足台を上げ、安全にベッドに移動し、横たわり、次いで起き上ってベッドの片側に腰掛け、必要なら安全に乗り移れるよう車いすの位置を変え、そして車いすに戻ることができなければならない。

表10　Barthel 指数（バーテル指数）＝原法

	介助あり	自立
1. 食事（食事を切ってもらう場合は介助と見なす）	5	10
2. 車いすからベッドへの移動およびその逆（ベッド上での起きあがりをふくむ）	5〜10	15
3. 整容（洗面、整髪、髭そり、歯磨き）	0	5
4. トイレの出入り（衣服の始末、拭き、水流しをふくむ）	5	10
5. 洗体（入浴、洗体）	0	5
6. 平面歩行（歩行不能の場合は車いす操作で、※印は歩行不能の場合のみ行う。すなわち5点は車いす自力移動をさす）	10（0※）	15（5※）
7. 階段昇降	5	10
8. 更衣（靴ひも結び、留め具の使用をふくむ）	5	10
9. 排便コントロール	5	10
10. 排尿コントロール	5	10
合　計		100

10＝上述の動作でいずれかの段階でなんらかの介助を必要とする。あるいは1つまたはそれ以上の部位に関して、注意を受けたりする必要があるとき。

5＝患者は他者の助けを借りずに座位まで起き上ることはできるが、立位になるのに体を引き上げてもらったり、乗り移るのに多くの助けを受けたりする必要があるとき。

③整容

5＝両手と顔を洗い、髪をとき、歯を磨き、そして髭をそることができる。どのような髭そりを使ってもよいが、助けを借りずに、刃のはめはずし、その他の器具の取り扱いができなければならず、また引き出しや戸棚からそれらを取り出すことができなければならない。女性の患者はその習慣があるなら、化粧しなければならないが、髪をあんだり、ヘアスタイルを整えたりする必要はない。

④トイレの出入り

10＝トイレの出入り、着衣の開け締め、衣服が汚れないようにすること、紙を使うことが、助けを借りずに実行できる。必要なら手すりや固定した家具につかまってもよい。トイレでなく床上便器を使う場合は、自分でそれをいすの上（中）におき、空にし、洗うことができなければならない。

5＝バランス不良のため介助を必要としたり、あるいは衣服の扱い、紙の使用に関して介助を必要としたりする。

⑤洗体

5＝入浴、シャワー、清拭のいずれでもよいが、他者についてもらうことなしに、必要な動作の全部を自分でできなければならない。

⑥平面歩行

15＝介助または監視なしで少くとも50ヤード（45.7メートル＝約50メートル）を歩くことができる。義肢、補装具、松葉杖、1本杖、歩行器（キャスター付きを除く）のいずれを使ってもよい。補装具使用の場合は、ロックのか

けはずしができなければならず、補装具を使うなら必要なときに必要な位置にもってくることができ、また腰をおろしたときなどには、それを片づけることができなければならない（装具の着脱は更衣の項で採点する）。

10＝上のいずれかに関して、監視または介助を必要とはするが、わずかな介助で50ヤード以上を歩くことができる。

⑥※　車いす操作

5＝歩行はできないが、車いすを自力で操作することができる。角を曲がったり、反対方向に向きをかえたり、テーブル、ベッド、洋式便器などに具合よく近づくことができたりしなければならない。少くとも50ヤード進むことができなければならない。歩行の項で採点したときは、この項は採点しない。

⑦階段昇降

10＝監視または介助なしで、階段を安全に登りかつ降りることができる。必要な手すりを使ってもよいし、松葉杖を使ってもよい。片道で松葉杖や1本杖が不要な場合は、自分でそれを運べなくてはならない。

5＝上述の項目のいずれかに関して監視または介助を要する。

⑧更衣

10＝すべての衣服について着ること、脱ぐこと、締めることができ、そして靴ひも（代替品を使う必要がない場合）を結ぶことができる。コルセットや補装具が処方されている場合は、それらの着脱と締めをふくむ。ズボン吊り、ローフォタイプの靴、完全前開きドレスなど特別なものが必要な場合は、それを使ってもよい。

5＝いずれかの衣服の着脱または締めに関して助けを必要とする。少なくとも半分以上は自分でしなければならない。また適度の所要時間内でこれを完成しなければならない。

⑨排便のコントロール

10＝腸のコントロールができており、失敗がない。必要なら座薬を使った

り、浣腸器を取り出し使用できる（脊損患者の場合）。

5＝座薬を使ったり、浣腸器を取り出し使用するのに助けを必要とする。またときどき失敗がある。

⑩排尿のコントロール

10＝昼も夜も膀胱のコントロールができている。脊損患者の場合は、自力で蓄尿バッグを装着したり、バッグを空にして洗ったりすることができ、夜も昼も乾いた状態を維持できなければならない。

5＝ときどき失敗がある。また尿器をもってきてもらう。あるいはトイレに行くまで間に合わない。あるいは補助具に関しては助けを必要とする（おしめ使用は零点、念のため）。

〈解　説〉

　この方式は、調べる項目数も少なく、慣れれば簡単に採点でき、点数の配分も非常によく考えて配分されているので（点数が高いほど自立の程度が高い）、impairment の運動機能障害を調べるのに大変すぐれた方法と思われる。

　しかし実際の ADL はただ単に運動機能障害だけでなく、本人の知的障害、高次脳機能障害および本人の意欲度によっても影響をうける。本人が検査を拒否すればまったく成立しない。

　それによって生まれたのが、利用者の他人への依存の程度をおもに調べる機能的自立度評価法という方法である。日本リハビリテーション医学会によるADL 実態チェック表試案（1992 年）（**表 11**）もこの考え方に従って作成されている。

第 4 節　知能指数

　知能は漠然とした概念であるが、一応抽象的に思考し、推理する能力と、これらの能力を適応目的に使用できる能力と定義されている。

表11 ADL実態チェック表試案（日本リハビリテーション医学会）

ADL実態チェック表（案）
自立度または依存度の評価

患者氏名＿＿＿＿＿（男、女）年齢＿＿＿病名＿＿＿＿＿＿障害名＿＿＿＿＿＿
環境（病院、施設、自宅 他：　　　）評定年月日＿＿＿＿＿評者名＿＿＿＿＿（職種：　　　）

通　則
Ⅰ　身体機能や能力をチェックするのではなく、実際に行っているADLについて、その自立度または依存度をチェックする。
Ⅱ　患者の実際の生活を知っている人、またはその人から情報を得た人がチェックする。
Ⅲ　現在生活している環境下での実施状況についてチェックする。
Ⅳ　評定は以下の基準に従って行う。
　　〈自　　立〉0：（完全自立）健常時に比べて、または健常者に比べて能力低下なし。
　　　　　　　 1：（準自立）健常時に比べて、または健常者に比べて能力低下はあるが自立している。
　　　　　　　 2：（限定自立）本人用または身障者用の工夫、道具、設備の補助を得て自立している。
　　〈人的依存〉3：（部分依存）一部の過程について、他人の監視、介助または、介護を受けている。（補助具使用などの有無を問わない）
　　　　　　　 4：（全面依存）ほぼ全過程について、他人の監視、介助または介護を受けている。
　　〈重複依存〉5：（人、機器依存）評定4に加えて、介護機器、設備等を用いている。
　　　　　　　 6：（複数者依存）2人以上の介護に依存している。
　　〈評定不適〉7：（評定不能）介助の有無にかかわらず、その行為をしていない。
Ⅴ　使用中の自助具、機器、設備、工夫の内容、介助、介護について特記すべき事項、その他は備考欄に記入する。
Ⅵ　食事、排泄、整容、更衣、入浴の評定は、それを行う場所までの移動を含まない。

大項目	小項目	自立度または依存度				備　考（環境条件、使用中の自助具、機器、設備、工夫の内容、介助、介護等について記入）
		自立	人的依存	重複依存	評定不適	
コミュニケーション	指示の理解	0 1 2	3 4		×	
	意思の表示	0 1 2	3 4		×	
	電話機の使用	0 1 2	3 4		×	
起居	起き上り	0 1 2	3 4	5 6	×	
	腰掛け姿勢の保持	0 1 2	3 4		×	
	移乗	0 1 2	3 4	5 6	×	
屋内移動	同一フロア	0 1 2	3 4		×	
	車椅子使用	1 2	3 4		×	
	階段	0 1 2	3 4	5 6	×	
食事	摂食	0 1 2	3 4	5 6	×	
	服薬	0 1 2	3 4		×	
排泄	排尿（昼間）	0 1 2	3 4	5 6	×	
	排尿（夜間）	0 1 2	3 4	5 6	×	
	排便	0 1 2	3 4		×	
	生理（女子）	0 1 2	3 4	5 6	×	
整容	洗顔	0 1 2	3 4		×	
	口内衛生管理	0 1 2	3 4		×	
	整髪	0 1 2	3 4		×	
	髭そり	0 1 2	3 4		×	
	洗髪	0 1 2	3 4		×	
更衣	衣服	0 1 2	3 4	6	×	
	義肢装具	1 2	3 4	6	×	
	靴	0 1 2	3 4		×	
入浴	浴槽の出入り	0 1 2	3 4	5 6	×	
	洗体	0 1 2	3 4	5 6	×	

この表の評定には詳しい手引き書があるが省略する。

テストとしては田中・ビネー法、WISC Ⅲ（Wechsler Intelligence Scale for Child=Revised Ⅲ）K-ABC、などが用いられる（検査法は省略）。

$$IQ = \frac{発達年齢}{暦年齢} \times 100$$

子どもの得点が、同年齢の標準集団の平均から標準偏差を単位として、どのくらいへだたっているかで判定される。平均が100で示される。知能検査で測定した知能発達は、12～13歳ごろまで直線的に上昇し、17歳前後で頂点に達し、30歳ごろまで維持される。

第5章 とくに摂食困難および言語障害および上肢機能障害に対する対応について

第1節 摂食困難

　子どもの障害を考えた場合、それがうまれつき、あるいはそれに近いものを考えたときは、かならず発達という概念がつきまとう。そこのところが成人の障害と大きくちがうところである。

　子どもの摂食困難を考える上では、人の摂食行為そのものが、乳児から成人に向けて段階的発達していくという概念が大切となる。すなわちヒトが摂食という行為を習得するためには、①身体的成熟がある段階まで達していなければならない。②発達を阻害している因子を取り除く。そのための智恵と工夫が大切となる。③われわれが摂食の成熟と別物と考えそうな身体的な異常、たとえば異常な筋緊張亢進、原始反射の残存、坐位姿勢獲得のおくれ、目と手との協調運動のおくれ等々が、摂食行為に実際に関係している。④心理的な面では、子どもが摂食そのものを快と感じとることが大切である。

　そういうことで、多くの場合の摂食困難は、子どもの発達段階の現状と照らしあわせて、摂食行為の不適切ということがらの発見から始まる。すなわち親が、摂食行為未発達の段階で暦年齢にあわせた無理な食事内容と摂食介助をしている事実の発見から始まる。

　重症の子どもの運動機能障害児の場合は、かならず救命期を経ており、その時点では（救命期では）また同時に意識障害をともなっているゆえ、中心静脈栄養→経管栄養＋点滴栄養→経口栄養の過程をふんでいる。

　経管栄養から経口摂取への過程は、医療の介入なくしてはうまくいかない

(実際にこの目的で肢体不自由児施設母子入園棟が活用されている)。

したがって、これからの話は、それ以降の話とする。

ここで、摂食困難とはたべることになんらかの困難をともなう場合と定義した場合には、たとえば、むし歯でたべられない、外耳道炎でたべられない、心理的に問題があって拒食を起こしている場合などもふくまれる。現にそういう意味で使われている場合もある。

われわれのいう摂食困難は障害にともなう摂食困難をいう。そしてそのうち、口唇、口蓋裂の形態異常や、高齢者の生理的機能減退等を除外したところの中枢神経系侵襲による神経学的障害によるものを指す。この一群の摂食困難は、かならず同時になんらかの嚥下障害（未発達の場合もある）と言語障害および重度運動機能障害をともなっている。したがって介護という立場に立てば、包括的介護という形になるだろう。

I 摂食の発達段階にあわせた介護

成熟嚥下には、①口腔期または随意相、②咽頭期または咽頭反射相、③食道期と3つの相または期がある。①の口腔期または随意相とは、ア）口唇で食物を捕食する、イ）食物を咀嚼して食塊を唾液にまぜあわせ、食塊を嚥下しやすいよう加工する、ウ）次いで、食塊を舌の中部から舌根（舌の奥）、咽頭部へ送りこむ。第2相は食塊が咽頭部のある地点を刺激して咽頭（嚥下）反射を誘発し、反射により食塊を食道に送りこむ。このとき、咽頭部は舌根を口蓋壁に密着させる、口蓋垂で咽頭上部をおおう、咽頭室そのものを拡大させることにより舌骨を引きあげて喉頭蓋を閉じ、そして声門も閉じて、咽頭内部の圧を瞬間的に高めて、食塊を食道に送りこむ。このとき食道の入口が弛緩してひろがっていることと、食塊が気道の方にいかないよう喉頭蓋が完全に気道の入口を塞いでいることが大切となる。第3相は、食塊が重力と蠕動運動により食道上部から食道下部に送りこまれる。このとき逆流により食塊が食道上部より洩れな

いよう食道上部が閉じていることも大切となる。
　この第2相と第3相は非常に短時間（瞬間的）に行われる。
　子どもの場合の摂食困難は、成人または高齢者とちがって、第2相の嚥下反射（咽頭反射）が消失または減弱していることが少ない点にある。というのも嚥下反射は胎児期から見られる原始性の強い反射だからである。したがって問題は第1相の問題にしぼられる。ただし体幹部の原始反射残存が強くて、体幹部の伸展パターンが強く、頚を後屈させる場合は、この嚥下反射にも障害を生じ、喉頭蓋のふたが完全に閉まらなくて誤えんをきたす。したがって摂食動作の発達促進する場合は、事前にこの伸展パターンを修正しておかなければならない。
　ところで、生まれたばかりの乳児は、その栄養を哺乳という形でとる。この哺乳期の乳児は原始反射に支配されていて、母親の乳首を探すのも、乳首をくわえるのも原始反射によって行われる。このことは、成熟した摂食動作から見ると、非常に未熟な摂食動作であって、随意的に行われていない、下顎の上下運動だけで哺乳している、口腔運動そのものが一体化して運動が分離していない（舌の運動が随意的に行われていない）、舌の運動は前後、または上下運動しかできていない。これは母乳という液体を摂取するのに適した運動であって、たとえば乳児に咀嚼を要する食物を与えたなら、舌で口腔外に押し出すか、丸飲みするかのいずれかであろう。
　見ていると、多くの障害児がこれと同じような顎の上下運動または舌の前後運動しかできていないにもかかわらず、親が要咀嚼食物を与えている。結果は、障害児は食物を丸のみをしていたり、ときに窒息事故につながっていたりする。
　このような顎の上下運動しかできていない障害児には、咀嚼を要する食物でなく、離乳初期→中期程度の食物を与えるべきである。それが誤えん、窒息事故を防ぎ、かつ口腔機能の発達促進のために必要である。

（離乳とは、乳汁の栄養から次第に固形の食物を咀嚼できるよう発達していくところの過程をいい、健常児の基本的発達で見た場合、生後5〜11カ月の間までに行われる。すなわち5カ月でスプーンにのせたヨーグルトを口唇を閉じて捕食して、成熟した嚥下が可能になり、7カ月頃では、トウフなどを舌で押しつぶして嚥下できるようになり、9カ月頃には煮た柔らかい野菜などを奥の歯ぐきで押しつぶしができるようになる。）

障害児における摂食訓練は、上記の離乳期における摂食の発達過程に沿って行われる。

①このときに、とくに脳性麻痺・アテトーゼ型重度児の場合のように、原始反射が残存していたり、顔面筋の感覚異常のために、口唇附近、歯ぐき部分に感覚過敏がある場合は、それを除去・修正する必要がある。とくに非対称性緊張性頚反射があると首が後にそって、口唇を閉じることができないとともに、口腔内の感覚過敏（歯ぐきを触れるとぎゅっと噛みしめてしまう）が著明である。この修正は、原始反射抑制肢位保持と、はじめは反射過敏点を触れるのを避けつつ、反射が止まったら少しずつ柔らかい接触を与えて、外来刺激に耐性を与える等の手技が必要である。

②離乳食初期には、食物にむせるということがある。このむせに対する対策は、成人と同じく食材の工夫が大切となる。すなわち食材に咽頭部刺激の少ないトロミをつける必要がある。

③摂食器具（スプーン、コップ等）の形態の工夫も大切となる。

④介助方法として、頚の後屈を防ぐ食物の与え方、すなわち下の方から舌尖に食物をのせる（食材を舌の奥にあたえるのは不可）。

⑤姿勢は、原則として垂直位がよいのではあるが、誤えんを防ぐためには、軽度摂食障害者であれば、45°〜60°程度の体幹を起こした状態で、たべ物を与える瞬間に頚を前屈させる。重度の摂食障害者では体幹の角度を15°〜30°程度に起こし、たべる瞬間に前屈させる。いずれにせよ摂食時に頚を前屈させる

ことが誤えんを防ぐ。

（誤えん：誤えんとは食物などが気管に入ってしまうことで、液体などが気管に入る誤飲とはちがう。）

⑥誤えんを防ぐには、摂食時に頭部が後屈しないようにする。姿勢は上記⑤のようにするが、食物形態は液体よりトロミをつけた食物がよい（重湯のように米粒の粒々がはいっているものは不可、ゼラチンプリンのように均質のものがよい。またヨーグルトのトロミが非常によい）。ただし痰が多いときは、あまりトロミをつけない方がよい。

また1度に多量の食物を口に入れないで、食物を口唇で捕食させ、口唇および下顎を閉じたまま嚥下させ、食塊を残さないようにする。嚥下時には患児の頭をあまり動かさない。

⑦摂食機能レベルをあげるためには、捕食・嚥下練習期にはすりつぶした食材にトロミを加えるとよい。押しつぶし練習期には軟固形食を中心としたもの、さらに咀嚼練習期にはポテトチップスのようなステック状のようなものが好ましい。

⑧経口摂取訓練を進めるにあたっては、基本的に必要栄養量の確保と経口摂取訓練とは別個のものとして考えること、したがって無理、急いだ経口摂取訓練は行ってはならない。必要栄養量の確保は、他の方法、管を使っての摂取、またはミルク投与などで確保する。

⑨液体は、固形食と異なり姿勢が不安定だとすぐに咽頭に流れこんでしまい誤えんを起こしやすい。したがって経口からサラサラ状の液体をのませるのは嚥下機能がかなりしっかりしてからの方がよい。嚥下障害のある子どもに対して、一日に必要な水分量確保を無理のない形で行うには、間歇的な経管に用いる方法か、乳幼児では哺乳ビンを用いて与える方法がある。どうしても経口からの水分確保を行う場合は、液体として与えるのではなく、トロミを加えて半固形食として与える方がよいだろう。その際は口唇と顎を閉じさせた状態で、

スポイドないしは注射筒でゆっくり補給してあげる。これと経口摂取訓練を行う場合は、最初はかならずトロミを加え、スプーンで一口飲みの練習から始め、徐々にコップに移行していくのがよい。

⑩ところで摂食行為は、いきものにとってふつうは快感をともなう行為であるが、これら摂食および嚥下困難なものにとってかならずしもそうはなっていない。これは介護者本位の介護となって時間を急ぐあまりそうなる。摂食介護は、被介護者にかならず声かけをして、食物を見せてから口に運ぶ。ゆっくりした動作で行い、無理に口に入れない。ときには、手づかみたべ、遊びたべも認める。食物の温度、味、臭いにも気を配って、楽しい雰囲気で、なるべく多くの人と一緒にたべるのが原則である。

第2節　言語障害

言語は複雑な機構からなりたっている。

1)　発語が可能になるためには、発声ができなければならないがこれは呼吸の呼息による空気の流れと振動を与えるための健全な声帯を必要とする。発声が可能になったならば次にその音をことばにかえるための調音（構語）が必要となる。構語にかかわる器官は咽頭、鼻腔、軟口蓋、舌、歯ぐき、歯そして上下唇である。これらの器官の器用な調節は、摂食によって発達する。と同時に子ども自身の楽しんでことばを作ることの練習によって可能になる。

2)　次にことばは意味と効用をもつ。子どもは周囲のおとなとの接触によって物、事象に名前があることを知り、それを実際に使うことによって自分にとって有利かつ便利なことがらが現れることも知る。そして次に人と人との意志の疎通にやくだつこと、概念形成すること、イメージ作りすること、概念およびイメージを操作することにより思考し、物語作りをすることを覚える。そして、社会的、文化的規制もあることも知る。次の段階ではいままで覚えたこと

がらの修正ということが重大となる（学校での系統的学習）。

　3)　言語を発するためには発語器管の発達以前にことばのもつ意味と効用を少しであっても知っていなければならない。

　次にコミュニケーションはかならずしもことばだけによるものではない。簡単な内容のものであれば首をふる、目と目とで見つめ合う、表情を作る、舌を動かす、手を振る、指先を細かに動かす（手話）、身体を動かすなどでも可能である。少し複雑なものであれば絵ないし写真によるサインを使う、文字板の指さしを使うことなどでも可能である。子どもがイエス、ノーのサインを使えば質問をくり返すことによっても意志疎通がはかれる。

　次にことばには音の強弱、イントネーション、一寸した休止などで発語した人の感情を表す。子どもは発語していてもおとなの目、表情をじっと見つめていることによりことばと同時にこれらも学びとっている。このことばの表情というものは、周囲のおとなの暖かさ、優しさ、親密さと子ども自身のこころの安らかさがあったときのみ感得されるだろう。緊急の場合などことばの表情によってのみでもコミュニケーション可能である。

　4)　ことばは、ヒトの精神的、身体的に緊張状態にあるときには、うまく表現されないという事実がある。同じことがことばの習得についてもいえる。したがって、ことばは周囲の人から強制されたり、せかされたりして覚えるものではなく遊びともいえる自然な状態で時間をかけて覚えていくものであろう。

　次におとなが功利的なこころで子どもの欠点を指摘したり感情的に叱ったりすると、子どもは自信を失いこころが萎縮してしまう（もっともふつうはこの感情はすぐに忘れるのであるが、なんべんもくり返されると重大な影響を与える）。

　ただでさえ運動調節機能の能力が弱い障害児にはこの自信喪失ということが発達に対し、重大な影響をあたえるので療育者は子どもの欠点のみに目をむけるのでなく、たとえささやかであっても進歩をほめる、励ますということが大

切である。

　運動機能障害児の言語障害は、上記からも分かるとおり療育者の寛容と暖かい配慮が第一である。決して無理せずリハビリテーション器具等をうまく利用しながらコミュニケーション機能を段階的にあげていくことである（けっしてことばだけにこだわらないこと）。

　次に言語表現に問題のある子どもに使われるリハビリテーション器具を図（写真）64～69 a、b、c で示す（パシフィックサプライ社小児リハビリテーション総合カタログより引用）。
　なお上記の器具を利用する際は言語聴覚士の指導をうけること。

第3節　遊びと上肢機能障害

　おとなは遊びは余暇またはレクリエーションという意味あいで、日々の糧をえる労働に対して何かよけいなことがらという意味あいで考えるが、子どもにおいては身体的、精神的発達に対して必須欠くべからざるものである。すなわち遊びなくして本質的な発達はありえない。とくにそれは上肢機能の発達に密接に関与する。
　遊びの本質は"いい悪いの価値判断なく自由なこころの動きを楽しむ"ところにあって、目に見えている動きが遊びではない。その意味で1歳半までの感覚運動期または、坐位獲得位までのおとなが介助または誘導してのいわゆる遊びは、遊びというよりむしろ発達促進のための訓練ないしは教育といった意味合いが強い。そして、それはそれなりに大きな意味合いがある。
　したがってここでは坐位獲得以降の遊びのポジションを図解するのにとどめ、さらに上肢機能について概説する。
　（遊びは子どもが自由なこころで動きを楽しむということで、子ども自身に

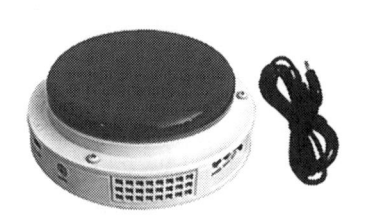

第5章　とくに摂食困難および言語障害および上肢機能障害に対する対応について　　183

図64　ビックマック
1つの音声を録音、再生することができる会話補助装置。(最大20秒) BDアダプター等でおもちゃを音声再生と同時に作動させることもできる。

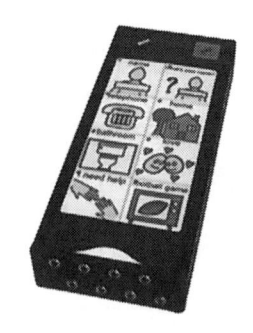

図65　ミニメッセージメイト
8個のメッセージを録音、再生することができる簡便な会話補助装置（総録音時間60秒）。再生の音質が良く、録音方法も大変簡単である。スイッチ入力×8、外部スピーカ出力端子付。

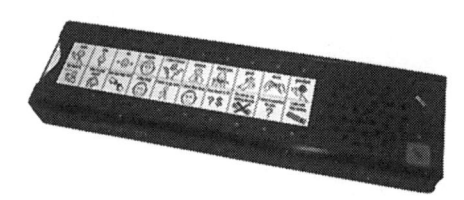

◀図66　メッセージメイト
音声を録音、再生することができる会話補助装置。キー分割数を変更することができるため、言葉の選択肢を徐々に広げることも可能。また1〜2スイッチ入力が可能でオートスキャン、ステップスキャンに対応している。外部スピーカ出力端子付。

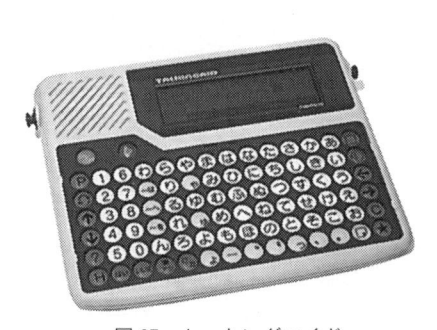

図67　トーキングエイド
話すことや筆談も困難なコミュニケーション障害児（者）のための会話補助装置。50音文字盤のキーを押して会話やメッセージをつくり音声と液晶画面ですばやく相手に伝えられる小型計量の「声の出る文字盤」。音声は男性・女性を切り換えることができ、また日常よく使う話句をあらかじめ登録しておくことが可能。

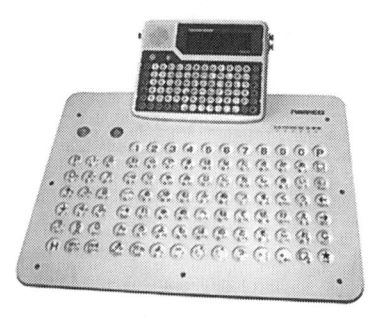

図68　トーキングエイド用大型キーボード
大きなキーボードでトーキングエイドやパソコンへ入力できる。
(以上5点、パシフィックサプライ社総合カタログより)

図 69 a　絵文字- I

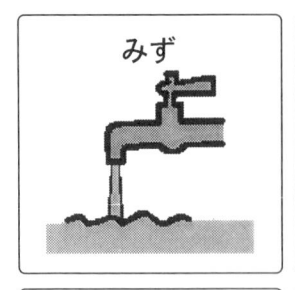

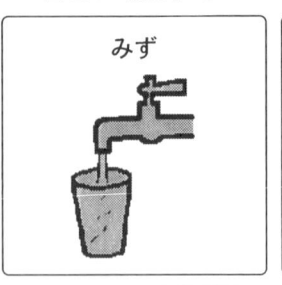

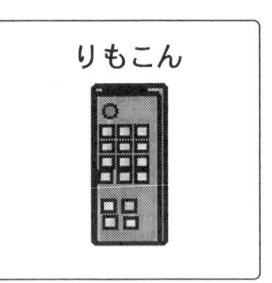

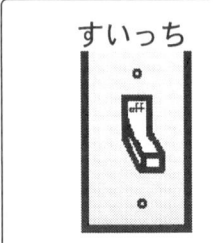

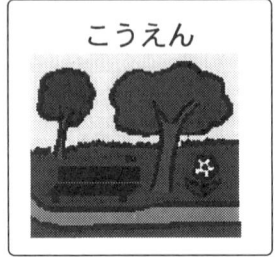

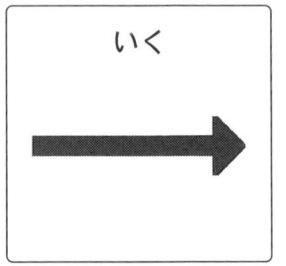

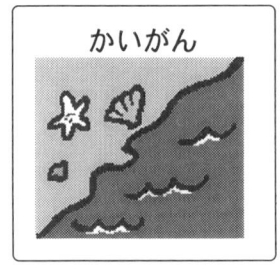

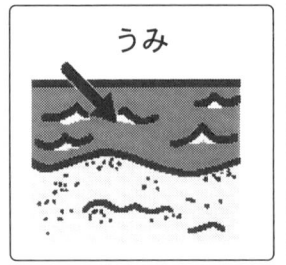

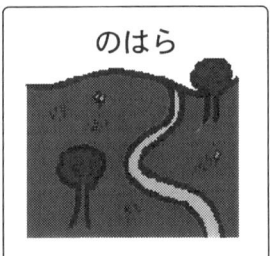

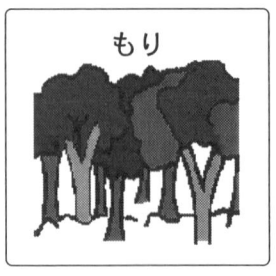

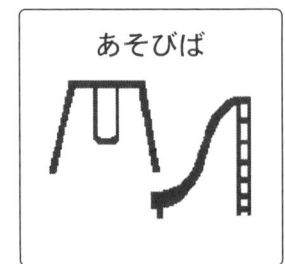

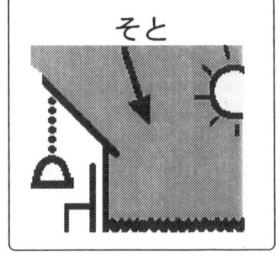

みず	みず	りもこん
すいっち	こうえん	いく
かいがん	うみ	のはら
あそびば	もり	そと

第5章 とくに摂食困難および言語障害および上肢機能障害に対する対応について 185

図69b 絵文字-Ⅱ

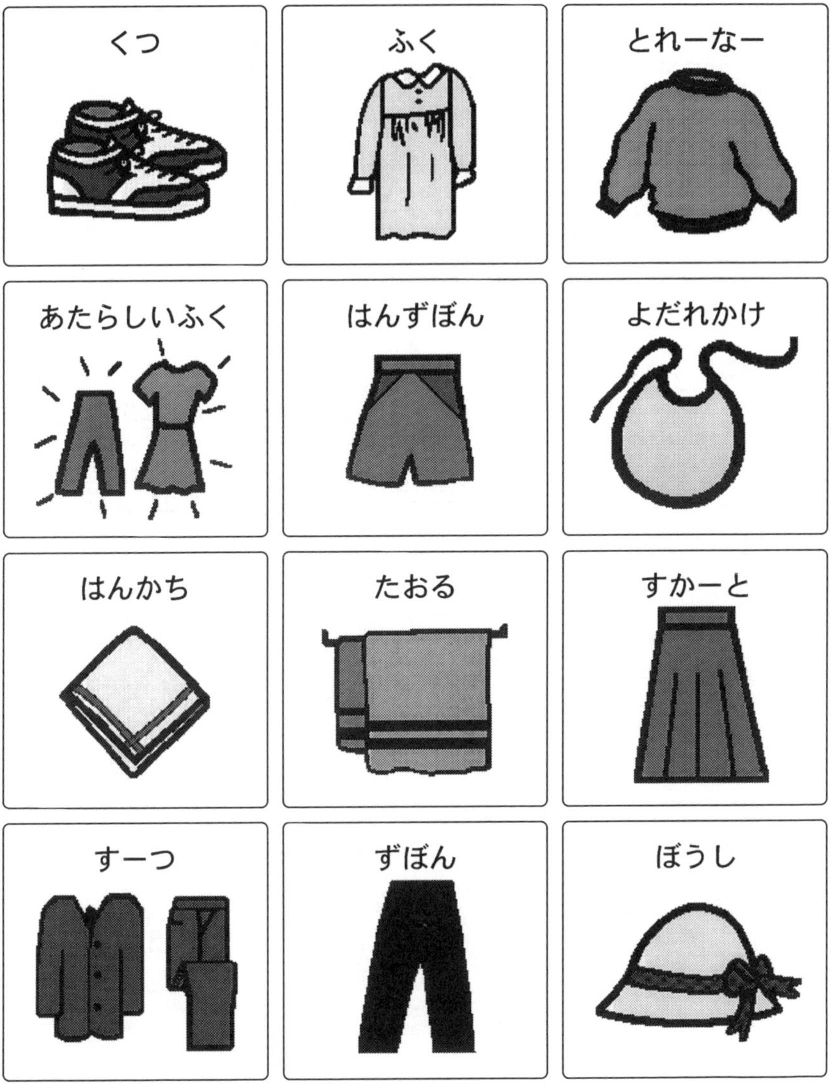

くつ	ふく	とれーなー
あたらしいふく	はんずぼん	よだれかけ
はんかち	たおる	すかーと
すーつ	ずぼん	ぼうし

図 69 c　絵文字-Ⅲ

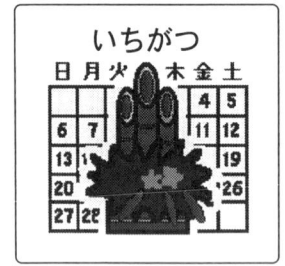

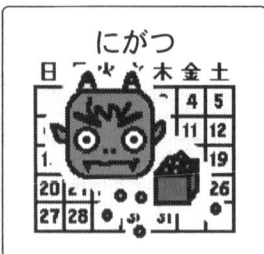

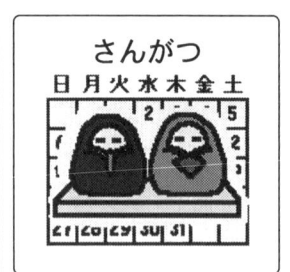

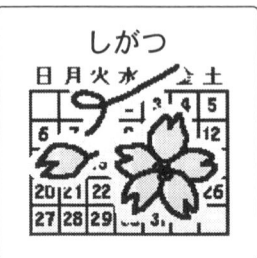

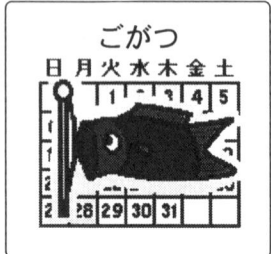

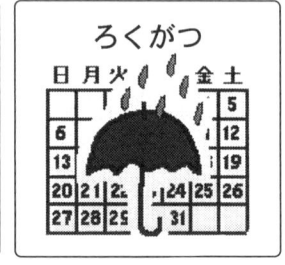

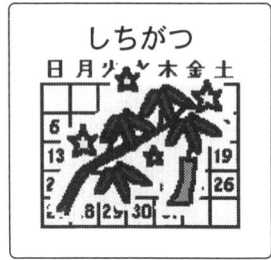

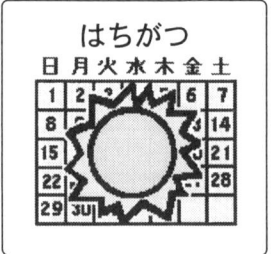

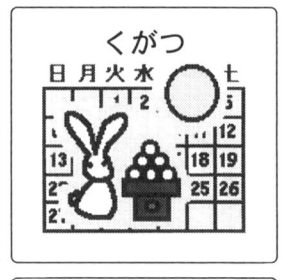

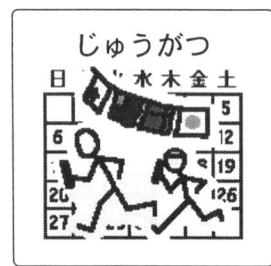

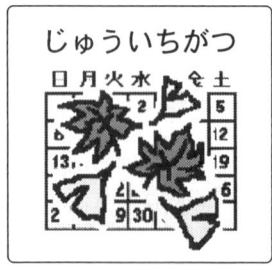

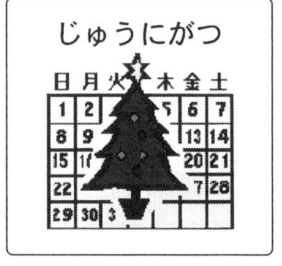

とってやさしすぎず、むずかしすぎない動きを選ぶであろうが、それがとりもなおさず発達の度あいと自然にあっているということで、保育にあたる大人はおもちゃの選択に神経を使うところであるが、本書はそこには触れない。）

1　遊びのポジションの図解（図70～75）

2　上肢機能の概観（遊びの意味と効用を理解するために）

　上肢および手指の運動動作では、一見侵襲が軽いように見えても（知的障害その他の理由で）何もできない場合もあるし、一見重そうに見えても（知的に明晰で意欲度が高い）かなりできる場合もあるので、より正確により系統的にできることを観察し、できる動作を知る必要がある。

　職業との関連では何ができるかばかりでなく、できあがった成果となしとげた時間、他人との協調動作も問題となる。

　上肢動作ができる前提は、①最低限、安定した坐位保持とそれにより上肢使用が可能なこと、②目と手の協調運動ができることである。脳性麻痺では、異常運動パターンを利用しての上肢運動もありうるがなるべくならさけたい。

(1) 上肢の物への到達（いわゆるリーチ）

　上肢の物への到達は、可動域の広い肩関節の動きと肘関節伸展位で、手を物にもっていくが、その方向は上、前、横、後、下、の5方向である。使われる頻度が高いのが前と下で、そのときに視線が手と同方向に向いていること、手が下にいっているときは体勢が前傾し、首が下に向いている。肘関節の伸展および手指の伸展は乳児期にモロー反射、前方パラシュート反応等の影響で可能になる。脳損傷による上肢機能障害では、上肢の前挙、側挙、後挙が阻害される上に、肘関節屈曲、回外位、手関節掌屈、手指屈曲が見られるのでこのリーチ運動が困難となる。

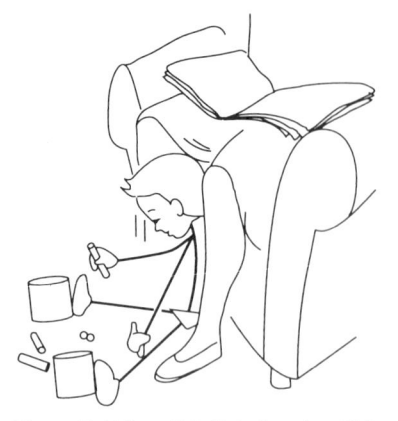

図70 子どもの背中は安楽いす、側方は母親の下腿部で固定して遊ぶ
(『脳性まひ児の家庭療育』より引用・改変)

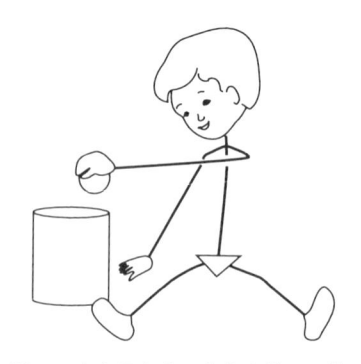

図71 床上長坐位で体幹を捻って遊ぶ。右下肢を支持して坐っている
(『脳性まひ児の家庭療育』より引用・改変)

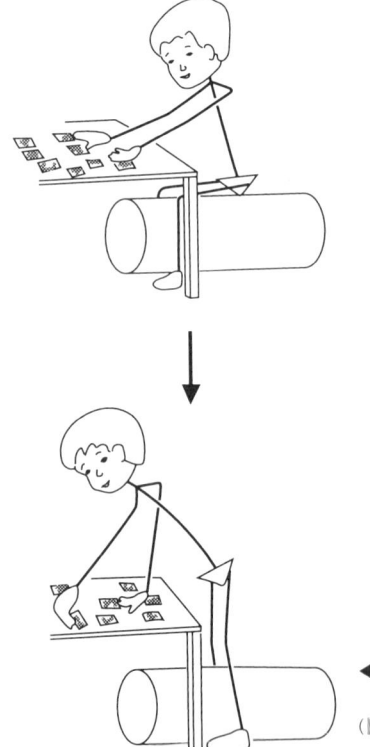

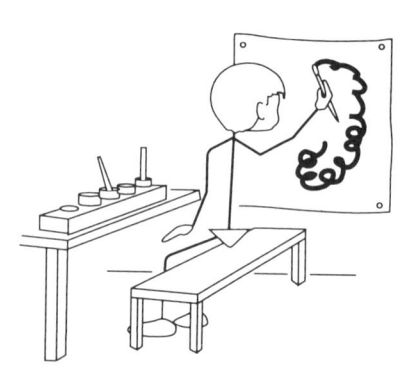

図73 長いす坐位で体幹を捻って動作をする
(『脳性まひ児の家庭療育』より引用・改変)

◀図72 つかまり立ちからローラーに腰掛けて遊ぶ
(『脳性まひ児の家庭療育』より引用・改変)

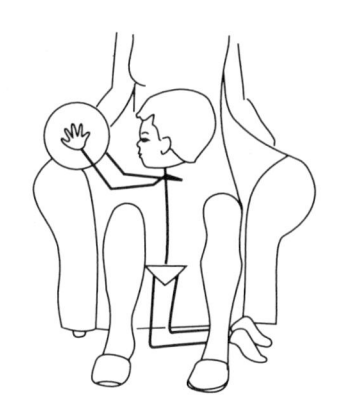

図74　母親の下肢で子どものひざ立ち位をささえている
(『脳性まひ児の家庭療育』より引用・改変)

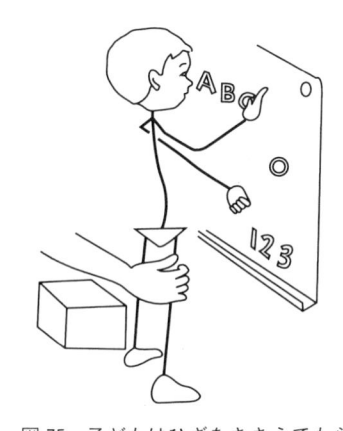

図75　子どもはひざをささえてもらって立ち遊ぶ
(『脳性まひ児の家庭療育』より引用・改変)

(2) 上肢の粗大運動

　上肢が機能するためには、手が物に到達しただけではだめで、第1段階として手指の粗大動作、すなわち、①物を持ち上げる、②物を運搬する、③運搬中に物を保持する、④打つまたはたたく、⑤押す、⑥ひく等の動作ができなければならない。

　このためには少なくとも前腕の回内外運動、肘関節屈伸運動、手関節の固定と手指の伸展がわずかでもできなければならない。

　物の保持・運搬およびひきだしを引くなどの動作は第1指を使用しなくても第2～第5指の屈曲位でも可能である。ただしこの際知覚障害がないことと、物にひもをつけるなどの工夫が必要とされるかもしれない。

　④と⑤はこぶしを使っても可能であるが、運動訓練では手指の伸展と手関節中間位ないし背屈位で行うのが原則である。上肢機能障害のある子どもにまず肘関節屈伸運動を行わせるべく、まず太鼓たたき動作から始まるのは、この運動が一番やさしいからであろう。その次に、押す、ひく（ひきだしをあける）

が簡単かもしれない。重い片麻痺の子どもでも知覚損傷がないかぎり、軽い手さげ袋を肘にぶらさげてもちはこぶことは可能なはずである。

(3) 手指の巧緻動作

　上肢が上肢機能として日常生活、学校生活、社会生活上で真価を発揮し、役にたつのは手および手指の巧緻運動ができるからである。このためには、上肢中枢関節（肩関節）の自由な動きに加えて前腕、手関節・手指の諸関節の関節運動範囲が十分であることと、ある程度の前腕、手の諸筋の筋力を必要とする。

　しかし手および手指の運動のなかでも次の3つの動作は巧緻性を必要としない。

　a) 巧緻性を必要としない動作

　①こぶしで打つ、②こぶしで紙などを押さえる、③手指の伸展が可能であれば物を受け取る動作。

　子どもはまず上記の動作から手・手指の動作をおぼえる。この動作を利用して手指を伸展させる（手を開かせる）練習が始まる。と同時に物を見つめる（固視する）、物を長い間見つめられる（物に注意力を集中する）等のこともできなければならない。

　b) 手および手指の巧緻運動

　手および手指の巧緻運動には次の2つが代表的と考えられる。

　すなわち、ア）グリップ（grip）と、イ）グラスプ（grasp）

　グリップは物をじっと保持すること。グラスプは物を手指から離すことの反対で文字どおり物をつかむことを意味する。

　ア）　そのうちグリップは拇指（第1指）を対立位にもっていき、他の指（2〜5指）が円筒状の形となって物を把持する。新生児では原始的把握反射でこれを行うこともあるが、随意的にできなければ意味をなさない。

グリップは下肢麻痺などで障害がある場合は、いろいろな場面で日常生活上使われる頻度が高い（手すり使用、杖歩行、クラッチ歩行、車いす移動など）。グリップは手指の伸展がわずかでもできることと、上肢全体の筋力、手の筋力、手指筋力がある程度そなわっていなければならない。

　グリップは前腕の肢位、手関節の肢位により次の4つが考えられる。

　①垂直位での握り（バスの入り口のにぎり棒をつかむ）

　②回内位での握り（船のかいなどをにぎる）

　③回外位での握り（引きだしをあける、鉄棒をにぎる）

　④中立位での握り（むちをつかむ、テニスのラケットの柄などをにぎる）

　その他に特殊なにぎりとしてはフック状のにぎりがある（拇指を使わず第2～第5指を半伸展位にしてのフック状のにぎり、スーツケースの柄のにぎり、崖などをよじ登るときなどのにぎり）。

　グリップは原則として（手関節伸展度、手指伸展位しての）力をいれて押すという動作ができてから行うべきである。障害児は便利なのでグリップを早期から使いたがる（保護者が使わせたがる）が、グリップは連合運動のパターンにより他関節の屈曲位を招くので（屈曲パターン誘発）、上肢機能障害の重い子どもでは早期からは使わせたくない（禁忌姿勢のひとつ）。第1反抗期にやむなく承認するぐらいのものであろう。手指の屈曲位は、次に述べるグラスプができるのをさまたげることが重要なのである。

　イ）　グラスプ

　グラスプは、先に手関節背屈位、手指を伸展してからふつう拇指を対立位にして他の指と協同して手掌を使って行う。グリップと同じ肢位でのグラスプがある。グラスプはつかむ物の形・大きさによって手の形が変わる（ピンポン玉、野球ボール、手まり）。グラスプの特殊な形（原始的な形）として、乳児が使う掌面でのにぎりがある。大人ではノブを回すときに使う。

ウ）ピンチ（pinch）

拇指と示指との間のつかみ、または拇指と他の指とのつかみ等で、手のひら（掌面）を使わないときもピンチという場合がある。とくに、拇指と示指の場合は①小さい物をつまむ、②ビーズなどをつかむ（拇指・示指の指頭を使う）、③薄い紙などをつかむ（示指の側方を使う）などがピンチである。このピンチの変形として、手紙を封筒等に入れるときなどに使われる拇指以外の指を伸ばして使うことがある。

グラスプとピンチは、手指巧緻運動の中核をなす。健常な子どもでも、これらの習得に長い期間の遊びを必要としている（遊びの重要性）。

エ）個々の指の運動
  (a) 拇指で紙を圧迫する
  (b) 示指で単純に伸展し、物を圧迫する―いわゆるボタン押し、またはスイッチ押し操作
  (c) ひっかき動作
  (d) ピアノを弾くとき等のように、個々の指をはなして行う

このエ）であげた動作のなかには、複雑な動作と簡単な動作がいりまじっている。(d)などの動作は、非常に長い時間をかけての練習により獲得されるが、(b)の動作はやさしく障害のある子どもをして、エレクトロニス操作に近づける基本操作となっている。この動作は、かならずしも示指に限定する必要はない。

(4) 両手動作

かならずしも巧緻動作といいがたいが、手は両方を使って仕事をする場面が多々ある。両方が使えるためには、両上肢の自由な動きができていなければならない。
  (a) 両方が同時に同じ動作をする（大きいボールをもつ、自転車のハンド

ルをにぎる、重い物をもつ)。この動作が、両手で行う動作としては一番やさしい。子どもの遊びによく使われる。

(b) 片手が動いている間、他側の手が押さえたり、把持したりする。子どもの遊びとしては、コップの水を攪拌するときに使われる。絵や文字を描くときなど片手で紙をおさえる必要がある。この動作が立体的になったものが衣服の着脱である。これは動作としてはむずかしいうちにはいる。

(c) 片方の手が動いている間、他側の手が異なった動きをする。この動作が一番高級であるが、考えてみれば衣服の着脱とか洗体とか日常生活動作でもヒトは使っている。

　　随意的な仕事、作業となると日常の場面でも包丁で物を切るとき、料理するとき、衣類をたたむとき、アイロンをかけるなどかなり使っている。健常な子どもでも体操のときこの運動の練習をしている。遊びに使うときには高級なものとして意識し、練習の必要があるとしなければならない。巧緻動作としてむずかしいのが精神を集中しての目と手との協調運動である。たとえば針の穴に糸を通すときなど。しかし、子どもの遊びとしてはもっと大きい型はめ遊びがこの種の動作のはじめかもしれない。ゲーム的な遊びにはこの種のものが多い(面白さ、競争心をあおってむずかしい動作にいどむ)。

ア) 巧緻動作として特殊なものとしてねじ回し動作がある。

これには大きな丸い蓋から繊細な腕時計のネジ回し運動がある。しかし時計のネジ回し運動は使われなくなってきている。ふたのねじ回し運動は比較的に子どもの好む運動であるので、大きな蓋を使って遊びを通してできるようにすればよい。ねじ回し運動は、力を入れたり関節をねじったりする動作などで痛みをともなうリウマチ患者などでは自助具を使う。

以上、上肢の動作について解説したが、上肢の動作にはやさしいものとむずかしいものとがあることをおとなは頭に入れておくべきで、遊びにも当然やさしいものからはいっていって子どもに自信をつけさせるべきである。
　障害児(者)が芸術的でかつ技能的にむずかしいものに挑戦した場合は、時間のかかることを問題にしてはならない。

主要参考文献

1) リハビリテーションを考える：上田敏著、青木書店、1983 年。
2) 社会福祉原論、第 2 版：福祉士養成講座編集委員会、中央法規、1997 年。
3) 障害者福祉論、第 2 版：福祉士養成講座編集委員会、中央法規、1997 年。
4) 社会福祉六法　平成 12 年版：新日本法規、2000 年。
5) 機能的神経解剖学：E. L. House et Pdnsky 著、山北幸男・山上栄共訳、医歯薬出版、1979 年。
6) 神経病学、第 2 版：田崎義男・吉田充男編集、医学書院、1986 年。
7) 図説　ヒトのからだ：中野昭一編集、医歯薬出版、1994 年。
8) 標準整形外科学、第 7 版：寺山和雄、辻陽雄監修、石井清一、平澤泰介、鳥巣岳彦、国分正一編集、医学書院、2000 年。
9) 標準小児科学、第 4 版：前川喜平、辻芳郎監修、倉繁隆信、森川昭廣、内山聖編集、医学書院、2000 年。
10) 新小児医学大系 13-D、小児神経学Ⅳ：鴨下重彦、白木和夫、松本脩三、矢田純一編集、中山書店、1983 年。
11) 新小児医学大系 13-E、小児神経学Ⅴ：鴨下重彦、白木和夫、松本脩三、矢田純一編集、中山書店、1985 年。
12) リハビリテーション医学全書 15、脳性麻痺、第 2 版：五味重春編集、医歯薬出版、1992 年。
13) リハビリテーション技術全書：服部一郎、細川忠義、和才嘉昭共著、医学書院、1977 年。
14) てんかん（有斐閣選書）：原常勝、星昭輝、秋山泰子共著、有斐閣、1981 年。
15) てんかん：秋元波留夫著、日本文化科学社、1979 年。
16) DSM-IV　精神疾患の分類と診断の手引：高橋三郎、大野裕、染矢俊幸共訳、医学書院、1997 年。
17) 脊髄損傷のすべて：G. E. Bedbrook 著、井上駿一、北原宏監訳、南江堂、1985 年。
18) 脳性まひ児の家庭療育、原著第 3 版：ナンシー・R・フィニィ著、梶浦一郎、鈴木恒彦共訳、医歯薬出版、1999 年。

19) 障害児の発達とポジショニング指導：高橋純、藤田和弘編著、ぶどう社　1990年。
20) 食べる機能の障害：金子芳洋編、金子芳洋、向井美恵、尾本和彦共著、医歯薬出版、1987年。
21) ADLとその周辺、評価、指導、介護の実際：伊藤利之、鎌倉矩子編集、医学書院、1998年。
22) 日常生活動作（ADL）評価と訓練の実際、第2版：土屋弘吉、今田拓、大川嗣雄共著、医歯薬出版、1980年。
23) テキスト整形外科学：守屋秀繁、新名正由編集、南山堂、1996年。
24) 〈介護福祉士・ケアマネジャーのための〉リハビリテーション医学：石田三郎、同成社、2001年。
25) 全国療育名簿：全国心身障害児福祉財団編、1995年。

子どものリハビリテーション

■著者略歴■

石田三郎（いしだ・さぶろう）
1932年　生まれ
1958年　千葉大学医学部卒業
1969年　医学博士
1969年～1988年
　　　　千葉県肢体不自由児施設施設長
1989年～1998年
　　　　千葉県千葉リハビリテーションセンター施設局長
1999年より
　　　　松戸市発達センター非常勤医師
　　　　千葉大学教育学部非常勤講師
　　　　植草学園短期大学非常勤講師
　　　　千葉県保育専門学院非常勤講師
　　　　中央介護福祉専門学校非常勤講師
著　書　〈介護福祉士・ケアマネジャーのための〉リハビリテーション医学
　　　　ほかに、わらびさぶろうのペンネームで詩集4冊、童話集1冊、おとなの童話集1冊がある

2002年4月1日発行

　　　　著　者　石　田　三　郎
　　　　発行者　山　脇　洋　亮
　　　　印刷者　三　美　印　刷　㈱

発　行　東京都千代田区飯田橋 4-4-8　　同成社
　　　　東京中央ビル内
　　　　TEL 03-3239-1467　振替 00140-0-20618

　　　　　　Ⓒ Ishida Saburou 2002 Printed in Japan
　　　　　　ISBN 4-88621-246-8　C3047